W0253505

PATHOLOGIE UND KLINIK
IN EINZELDARSTELLUNGEN

HERAUSGEGEBEN VON

L. ASCHOFF · H. ELIAS · H. EPPINGER
FREIBURG I. BR. WIEN KÖLN A. RH.

C. STERNBERG · K. F. WENCKEBACH
WIEN WIEN

BAND I

DER APPENDICITISCHE ANFALL

VON

LUDWIG ASCHOFF

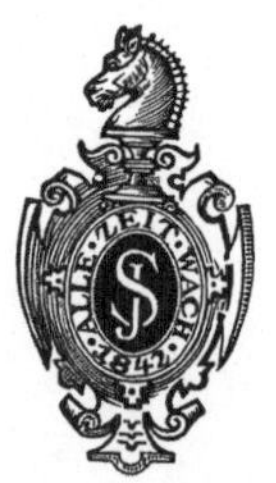

BERLIN UND WIEN
VERLAG VON JULIUS SPRINGER
1930

DER APPENDICITISCHE ANFALL

SEINE ÄTIOLOGIE UND PATHOGENESE

VON

LUDWIG ASCHOFF

FREIBURG I. BR.

MIT EINEM KURZEN BEITRAG
ÜBER DIE LYMPHGEFÄSSVERHÄLTNISSE
AM MENSCHLICHEN WURMFORTSATZ

VON

DR. H. SENG

MIT 36 ABBILDUNGEN

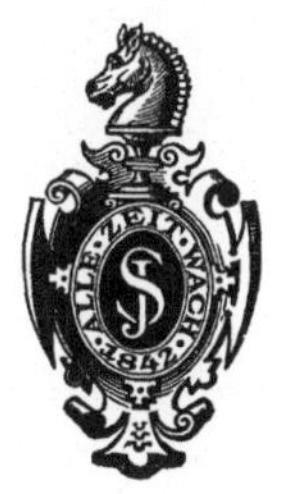

BERLIN UND WIEN
VERLAG VON JULIUS SPRINGER
1930

ISBN-13:978-3-7091-9650-2 e-ISBN-13:978-3-7091-9897-1
DOI: 10.1007/978-3-7091-9897-1

Vorwort.

In der hiermit beginnenden Monographieensammlung soll die Bearbeitung klinisch-physiologischer Fragen unter vorwiegender Berücksichtigung der anatomischen und pathologisch-anatomischen Betrachtungsweise erfolgen. Die Fragestellungen können aus jedem Gebiet der normalen und pathologischen Anatomie einerseits und der Klinik oder der pathologischen Physiologie andererseits stammen, wenn sie nur die Verbundenheit der morphologischen und physiologischen Denkrichtung zum Ausdruck bringen. Voraussetzung zur Aufnahme in diese Sammlung ist aber die *originelle* Bearbeitung des betreffenden Problems durch einen auf dem Gebiete bereits schaffenden Forscher. Die Darstellung muß sich hauptsächlich auf eigene Untersuchungen und Erfahrungen stützen, während die Berücksichtigung der Literatur, wie sie in Handbüchern und Sammelreferaten üblich ist, zurücktreten wird.

Aschoff. Elias. Eppinger.
Sternberg. Wenckebach.

Inhaltsverzeichnis.

I. Anatomische und physiologische Vorbemerkungen.

Es könnte überflüssig erscheinen, einer Abhandlung über Ätiologie und Pathogenese des appendicitischen Anfalles ein anatomisches Kapitel vorauszuschicken. Sind doch, wie ein Blick in die klare und kritisch-abwägende Darstellung von E. CHRISTELLER und E. MAYER zeigt[1], die wesentlichen histologischen Vorgänge des appendicitischen Anfalls, von dem sog. Primärinfekt an bis zu dem phlegmonösen, phlegmonös-ulcerösen und gangränescierenden Stadium, in ihrer Entwicklung allgemein anerkannt. In dem ebengenannten Werke findet der Leser auch eine Übersicht über die gesamte einschlägige Literatur, auf welche hier nicht weiter als nötig einzugehen ist. Nach der heute gültigen Darstellung beginnt der appendicitische Anfall mit einer oberflächlichen Epithelläsion und einer entsprechenden leukocytären Pfropfbildung in einer der Schleimhautbuchten, gewöhnlich des distalen Abschnittes des Wurmfortsatzes. Von hier aus breitet sich der entzündliche Prozeß keilförmig bis zur Serosa aus, kriecht andererseits in den Schleimhautfurchen fort, springt auf andere Furchen über und durchsetzt allmählich unter Konfluenz der von jedem Oberflächenherd ausgehenden Sektoren in phlegmonöser Form die ganze Wand. Der Prozeß staut sich förmlich in der *Muskulatur* und in der *Serosa* und breitet sich in diesen beiden Schichten, der Längsrichtung des Wurmfortsatzes folgend, verhältnismäßig schnell bis zum *proximalen* Abschnitt aus, während die entzündlichen Zerstörungen der *Schleimhaut,* sofern sie wie gewöhnlich im distalen Abschnitt ihren Anfang genommen haben, nur langsam nachfolgen. Man hat diese eigenartige Ausbreitung des entzündlichen Prozesses, welcher im ausgesprochenen Maße die äußeren Wandschichten bevorzugt, mit dem Vorwärtsdringen der von den Erregern gebildeten Toxine in den Lymphspalten und Lymphgefäßen des Wurmfortsatzes zu erklären versucht. Ich selbst habe mich dabei auf die Abbildung des Lymphgefäßnetzes des Wurmfortsatzes bei KELLY, die einzige, welche damals vorlag[2], berufen. Mit dieser Art der Ausbreitung hängen auch die Neigung zur Bildung von Wandabscessen, der ursprünglich toxische und erst später infektiöse Charakter der periappendicitischen peritonealen Reizung, die Mitbeteiligung des Mesenteriolums und verschiedenes andere zusammen.

---

[1] CHRISTELLER, E. u. E. MAYER: Wurmfortsatzentzündung (Appendicitis). (HENKE-LUBARSCH: Handbuch der speziellen pathologischen Anatomie. Bd. 4, Abt. 3. 1929.)

[2] ASCHOFF, L.: Die Wurmfortsatzentzündung. Monographie S. 8. G. Fischer 1908.

Da sich nun meine späteren Ausführungen über die Entstehung des Anfalles ganz auf diesen Anschauungen vom Ablauf des histologisch verfolgbaren entzündlichen Prozesses aufbauen, ist es wichtig zu wissen, ob diese bisherige Deutung noch zu Recht besteht, oder ob sie durch eine andere ersetzt werden muß. Während sich so gut wie alle Nachuntersucher der oben geschilderten Auffassung angeschlossen haben, hat RICKER[1] einen ganz abweichenden Standpunkt bekundet. Da RICKERS[2] theoretische Betrachtungen über die Relationspathologie auch bei den Klinikern Eingang gefunden haben, und seine Lehre von der großen Bedeutung der vom Gefäßnervensystem abhängigen peristatischen Störungen vielfach als bewiesen hingenommen werden, nimmt es nicht wunder, daß auch auf dem Gebiete der Appendicitis seine Lehre bei den Klinikern Anklang findet. Da sich übrigens RICKER auf angeblich anatomische Irrtümer meinerseits beruft, kann ich es noch weniger umgehen, zu der anatomisch-histologischen Frage des appendicitischen Anfalles kurz Stellung zu nehmen. RICKER behauptet, daß der appendicitische Anfall mit einer durch reflektorische Reizung des Gefäßnervensystems bedingten Zirkulationsstörung beginnt. In leichten Fällen geht diese schnell vorüber, und führt zu einer mehr oberflächlich lokalisierten Leukodiapedese, welche dem sog. Primäraffekt zur Grundlage dienen soll. In schweren Fällen kommt es zur Erythrodiapedese, zur Nekrose der Schleimhaut und zur sekundären Einwanderung der Darmbakterien, wodurch der Prozeß erst seinen mehr oder weniger gangränescierenden Charakter erhält. Die eigenartige leukocytäre Infiltration der tieferen und äußeren Wandschichten wird nicht auf eine Resorption der bakteriellen Toxine, sondern ausschließlich auf die sich stärker bemerkbar machende nervös bedingte Zirkulationsstörung und auf die Zerstreuung der Leukocyten mit dem Exsudatstrom zurückgeführt.

Man sieht aus alledem, daß RICKER die Appendicitis nicht für eine Infektionskrankheit hält. Die Bakterien spielen nur eine sekundäre Rolle. Die Ausbreitung des Prozesses hat mit einem Fortwandern des Entzündungsreizes in Lymphspalten und Lymphgefäßen des Gewebes gar nichts zu tun.

Da es sich hier um eine grundsätzliche Frage handelt, ohne deren klare Entscheidung alle späteren Ausführungen in der Luft schweben, muß ich den Leser um Geduld bitten, wenn ich in diesen einleitenden Vorbemerkungen zu RICKERS Ausführung Stellung nehme, wie ich das bereits in einer früheren Arbeit durch meinen Mitarbeiter S. RUF[3] habe tun lassen.

---

[1] RICKER, G.: Der Stand der Lehre usw. Dtsch. Z. Chir. **202** (1927).

[2] RICKER, G.: Pathologie als Naturwissenschaft (Relationspathologie). Julius Springer 1924.

[3] RUF, S.: Die Appendicitis im Lichte der RICKERschen Gefäßnerventheorie. Beitr. path. Anat. **75** (1926).

Rickers Darstellung, daß die leichten ebenso wie die schweren Formen der Appendicitis durch primäre, reflektorisch hervorgerufene Zirkulationsstörungen entstehen, die ihrerseits zur Nekrose des Gewebes und zur sekundären Einwanderung von Mikroben des Darmes Veranlassung geben, steht die Tatsache gegenüber, daß schon bei den leichtesten Fällen von Appendicitis, bei welchen nur ein Primärinfekt — ohne Nekrose des Gewebes — nachzuweisen ist, bei dem Patienten in der Regel deutliche Temperatursteigerungen und charakteristische Verschiebungen des Leukocytenbildes *vor* der Operation nachgewiesen werden können. Dieser klinische Befund ist ohne Annahme eines infektiösen Agens, d. h. der Resorption bestimmter, die blutbildenden Gewebe reizender Substanzen nicht zu erklären. Jedenfalls bleibt es unverständlich, wie eine örtliche Kreislaufstörung in der Schleimhaut des Wurmfortsatzes, bei welcher noch keine Nekrose der Schleimhaut und kein Eindringen von Mikroorganismen festzustellen ist, zu einer solchen Änderung des Blutbildes und zur Temperatursteigerung führen soll. Wenn Ricker die Kreislaufstörungen bei der Appendicitis mit der Infarktbildung in der Magenschleimhaut und dem daraus hervorgehenden Magengeschwür vergleicht, so scheint mir schon der in der Regel fieberfreie Verlauf der Magengeschwürsbildung gegen eine solche Identifizierung zu sprechen. Bakterien gibt es auch in den nekrotischen Schichten des Magengeschwürs in genügender Menge. Ich sehe ganz davon ab, daß es sich nach den Untersuchungen von Strohmeyer einerseits und Büchner andererseits weder bei dem chronischen, noch bei dem akuten Geschwür um „Infarkte“ oder überhaupt um primäre Kreislaufstörungen handelt.

Muß ich also Rickers Deutungen der histologischen Anfangsbilder der Appendicitis als irrig ablehnen, so glaube ich auch bezüglich der späteren Stadien an meiner Auffassung über das Fortwandern der Entzündungsreize in den Lymphspalten und Lymphgefäßen der Wandschichten festhalten zu müssen. Ricker hat dieselbe mit besonderer Schärfe abgewiesen. „Lymphspalten“ des Gewebes erkennt er überhaupt nicht an. Wie freilich ohne mit Flüssigkeit gefüllte Spalten die von ihm angenommene „Zerstreuung“ der Leukocyten zustande kommen soll, ist mir unverständlich. Wer einmal einen schwer entzündeten Wurmfortsatz in Querschnitten aus den verschiedensten Abschnitten des Organs untersucht hat, kann gar nicht anders, als eine Anhäufung von Leukocyten in den Lymphspalten des Gewebes annehmen. Unter Lymphspalten verstehe ich — wie wohl die meisten Autoren — die die Gewebslymphe enthaltenden Spalträume der Gerüstsubstanz. Sie sind also etwas anderes als die vom regelmäßigen Endothel ausgekleideten Lymphgefäße und Lymphcapillaren. Ich hatte mich seinerzeit auf die Kellysche Darstellung der Lymphgefäßanordnung im Wurmfortsatz berufen. Ricker hält diese Darstellung nicht für richtig, und beruft sich auf neuere Angaben von Aagaard, der keine feineren Lymphgefäße in der Serosa, wie sie KELLY gezeichnet hat, anerkennen will. Ich habe aber, um mir selbst einen Einblick in die verwickelten Lymphgefäßverhältnisse des Wurmfortsatzes zu verschaffen, Herrn Dr. SENG veranlaßt, möglichst sorgfältige Injektionspräparate des Lymphgefäßnetzes an gesunden und entzündlich veränderten Wurmfortsätzen herzustellen.

Über die Ergebnisse dieser Untersuchungen soll hier kurz berichtet werden.

Befunde am Lymphgefäßnetz des menschlichen Wurmfortsatzes.

Von Dr. H. SENG.

Methodik: Die lebenswarmen, durch Operation erhaltenen Wurmfortsätze wurden mit der von GEROTA angegebenen Farbmasse (2 g käuflicher, Preußischblau-Ölfarbe in 3 g Terpentin und einigen Tropfen Äther gelöst und durch terpentinbefeuchtetes Putzleder filtriert) durch subserösen oder intramuskulären Einstich unter langsamem Druck injiziert, wie es BARTELS in seinem Buch über das Lymphgefäßsystem angibt. Um ein möglichst vollkommenes Übersichtsbild zu erhalten, wurde an der Spitze des Wurmfortsatzes eingestochen, mit proximalwärts gerichteter Nadel. Es zeigte sich hierbei eine geringere Neigung zur Bildung von Extravasaten als bei umgekehrtem Vorgehen. Das injizierte Organ wurde dann in Paraffin eingebettet und in Quer-, Längs- und Flachschnitte in der Dicke von 50—200 μ zerlegt. Von den anfänglichen Versuchen, mit Rasiermesserschnitten oder mit Einbettung in Gelatine gute Übersichtsbilder zu erhalten, mußte ich bald Abstand nehmen, da es sich herausstellte, daß der injizierte Farbstoff aus den angeschnittenen Gefäßen leichter austrat und das Präparat verschmutzte. Ebenso erwies sich die bloße Aufhellung der Schnitte mit Xylol vorteilhafter als ihre Gegenfärbung, weil auch hier bei längerer Behandlung die Farbe der Injektionsmasse verloren ging.

Da bis jetzt keine ausführliche Darstellung des Lymphgefäßnetzes der *menschlichen* Appendix vorliegt, die Angaben früherer Autoren, wie diejenigen von AUERBACH und AAGAARD[1] sich vorwiegend auf den Dünndarm von Tieren beziehen und die Angaben von RICKER und seinem Schüler PAUL sehr kurz gehalten sind, glaube ich etwas genauer auf diese Verhältnisse eingehen zu müssen. Ich möchte bemerken, daß meinen Ausführungen nur die Befunde an gesunden Wurmfortsätzen zugrunde liegen, deren Entfernung bei anderen Bauchoperationen als notwendig betrachtet worden war. An entzündlich veränderten Wurmfortsätzen liegen diese viel komplizierter. Die Injektionen gelingen nicht in der gewünschten Vollkommenheit. Selbst bei gesundem Organ ist ein Fehlschlag nicht selten, entweder weil das Material bei der Herausnahme aus dem Körper durch den Operateur gelitten hat, oder weil es doch trotz aller Bemühungen etwas zu spät in die Hände des Anatomen kommt. Ich kann aber meine Darstellungen auf 4 gut gelungene Injektionspräparate stützen. Das mag gegenüber der Gesamtzahl von 25 Injektionsfällen ein geringes Ergebnis bedeuten. Dafür aber bringen die 4 Präparate die für uns wichtigen Verhältnisse in voller Klarheit heraus.

Wenn ich zur Beschreibung des Lymphgefäßnetzes übergehe, so beginne ich am besten mit der Schleimhaut. Ich kann hier das Ergebnis der Quer- und Längsschnitte zusammenfassen, da sie sich gegenseitig nur unterstützen und ergänzen. Es ist mir, wie ich von vornherein bemerken will, nie gelungen, das feinste Lymphcapillarnetz zwischen den Drüsen in der Schleimhaut selbst vollständig zu füllen.

---

[1] AAGAARD, O. C.: Zur Anatomie der Lymphgefäße des Dünndarms. Z. Anat. **65** (1922).

Woran das liegt, ist schwer zu sagen. Es ist möglich, daß die gleich zu beschreibenden gröberen Lymphgefäße der Submucosa, welche in der sog. äußeren, fibrösen Schicht derselben liegen, unter dem Injektionsdruck gummiballonartig aufgetrieben werden und so stark nachgeben, daß der Druck nicht mehr ausreicht, um die Farbmasse in das äußerst englumige, Widerstand bietende System, wie es, nach den gelungenen Stellen zu urteilen, die Lymphcapillaren der Schleimhaut darstellen, überall in genügender Menge hineinzutreiben. Sehe ich von diesen Capillargefäßen der Schleimhaut ab, so beginnt das nächste Lymphgefäßnetz an der Grenze gegen die

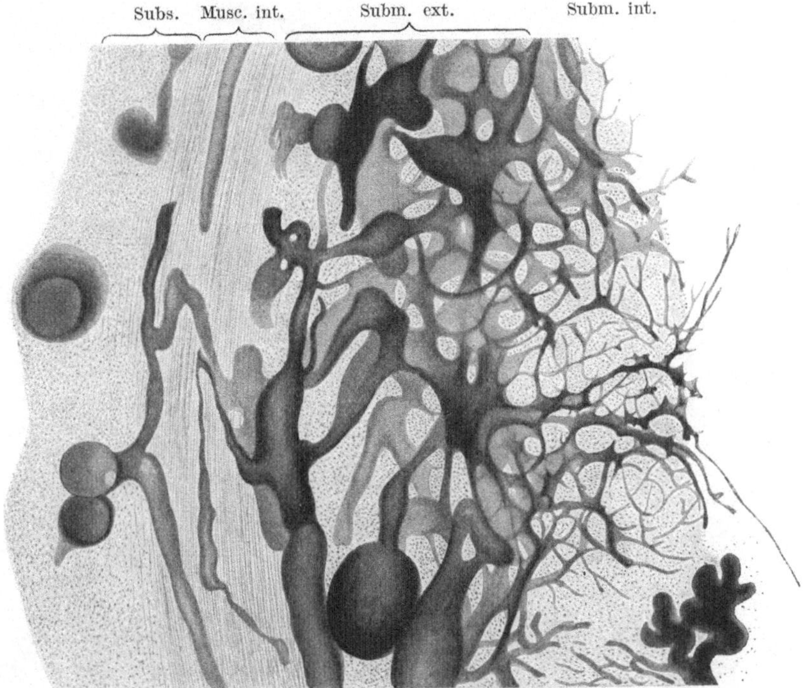

Abb. 1. Lymphgefäßinjektion. Querschnittssektor durch die Appendixwand. Man beachte die Anastomosenbildung zwischen den großen subserös gelegenen Gefäßen durch die Muscularis hindurch zu dem varikös gestalteten Plexus in der Submucosa externa. Rechts von diesem das feine Geflecht der Submucosa interna. Subserosa und Längsmuskulatur sind einheitlich gezeichnet.

Submucosa zu, aus äußerst dicht gewobenen, feinsten Capillaren bestehend. Dieses Netzwerk umspinnt vor allem auch die Follikel nicht nur an den basalen, sondern auch an den seitlichen Partien bis dicht an die sog. Krypten der Schleimhaut heran. Auf der Kuppe der Follikel scheint es zu fehlen, was jedoch eher auf ungenügende Füllung zurückgeführt werden muß. In dieses feinere Lymphgefäßnetz lagern sich hier und da größere seenartige Lymphräume ein, die bereits in gewöhnlichem mikroskopischem Schnitt erkannt werden können, und auch schon von früheren Autoren beschrieben worden sind. Das ganze zierliche Lymphgefäßnetz der *inneren Submucosa* geht nun ziemlich schnell in ein auffallend grobes, weitmaschiges Geflecht der sog. äußeren Schicht der Submucosa, der fettgewebshaltigen fibrösen Schicht über. Ein Blick auf die beigegebenen Abbildungen (Abb. 1) zeigt besser als jede Beschreibung, wie sehr dasselbe mit seinen groben, förmlich varicenartigen Räumen in den Vordergrund tritt. Selbstverständlich hängt diese unregelmäßige Erweiterung teilweise von der Injektion ab. Ganz natürliche Verhältnisse werden sich wohl nie darstellen lassen. Ob auch Klappenventile hierbei mitwirken, läßt sich bei dem komplizierten Bau des ganzen Systems und der starken Füllung mit Farbstoff nicht sicher entscheiden. Ich glaube, daß man das innere und äußere submuköse Lymphgefäßnetzwerk als ein einheitliches,

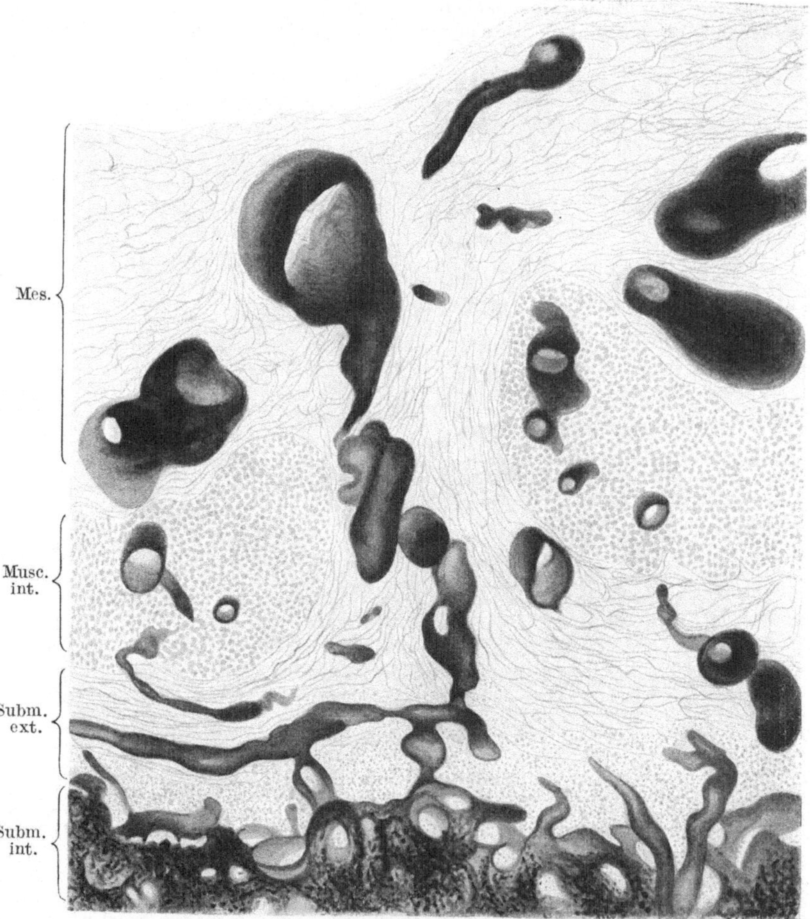

Abb. 2. Lymphgefäßinjektion. Längsschnitt durch die Appendixwand in der Mesenteriolumgegend. Man beachte den Durchbruch der großen mesenterialen Gefäße zu dem gröberen submukösen System durch eine Pforte in der Muskulatur.

zusammenhängendes betrachten muß. Ich möchte es gegenüber dem Capillarsystem der Schleimhaut als das *zweite Lymphgefäßsystem* der Appendix bezeichnen. Es endigt ziemlich brüsk an der Grenze gegen die Muskelschicht. Ähnliche Verhältnisse hat AAGAARD für das submuköse Lymphgefäßnetz des Hundedarmes gezeichnet. Dieses submuköse Lymphgefäßnetz besitzt nun zweierlei verschiedene Abfuhrwege. Das eine möchte ich als das direkte, das andere als das indirekte bezeichnen. Die direkten Abfuhrwege durchbrechen als mittelbreite Stämme die

Muskelwand und münden unmittelbar in die subserösen, bzw. mesenterialen Lymphgefäße, allerdings nur in der Gegend des Mesenteriolumansatzes (Abb. 2). Es ist also möglich, daß bestimmte Stoffe aus der Mucosa und Submucosa direkt in die Lymphknoten des Mesenteriolums mit Umgehung der Muscularis transportiert werden können. Das indirekte Abfuhrsystem besteht in engmaschigen und verhältnismäßig spärlichen Verbindungsbrücken zu der *dritten Lymphgefäßlage* des Wurmfortsatzes, nämlich der der Muskelschicht (Abb. 3). Ich weiß nicht, ob es an der von mir angewandten Injektionstechnik liegt, oder ob die Verhältnisse an der menschlichen Appendix anders liegen wie beim Darm des Hundes. Das von AUERBACH und AAGAARD so lebhaft betonte interlamelläre Netzwerk *zwischen* den beiden Muskelschichten konnte ich an keinem meiner Präparate auffinden. Allerdings muß ich zugeben, daß es mir auch nicht gelungen ist, die feinsten Lymphgefäßnetze in der Muskulatur, wie sie für den Plexus myentericus AUERBACH beschrieben sind, zu injizieren. Auch daraus mag sich der Unterschied erklären. Was die mittleren und größeren Lymphgefäße betrifft, so kann ich nur betonen, daß die Hauptmenge derselben *innerhalb* der Ringmuskulatur liegt. Hier folgen die Lymphgefäße im wesentlichen der Faserrichtung. Das ganze darstellbare Lymphgefäßnetz der Muscularis interna steht nun seinerseits wieder in Verbindung mit einem *vierten Lymphgefäßnetz,* welches man als das der Serosa bezeichnen kann (Abb. 1 u. 3). Diese Bezeichnung trifft allerdings nicht ganz zu, insofern als der größte Teil der hierzu gehörigen Gefäße halb in der Serosa, halb in der Längsmuskulatur oder auch ganz in der Längsmuskulatur liegen kann. Jedenfalls ziehen, wie auch AAGAARD beschrieben hat, vielfach feinere Queranastomosen, die freilich an meinen Präparaten nicht so zahlreich sind wie bei diesem Autor, von dem Lymphgefäßnetz der Muscularis interna zu dem subserösen Geflecht. Man sieht sie besonders schön an der dem Mesenteriolum abgewandten Seite des Wurmfortsatzes. Was nun dieses vierte sog. subseröse Lymphgefäßnetz anbelangt, so muß zunächst betont werden, daß feinere Netzwerke, wie sie KELLY abbildet, auch von mir nicht gefunden worden sind. Ich kann darin nur *die Angaben von* RICKER und PAUL *bestätigen.* Wohl aber fanden sich auffallend viele gröbere Lymphgefäße mit netzartigen Verbindungen, die im wesentlichen in der Spaltrichtung der Muscularis externa, d. h. in der Längsrichtung des Wurmfortsatzes angeordnet waren. Das gilt vor allem für die dem Mesenteriolum gegenüber-

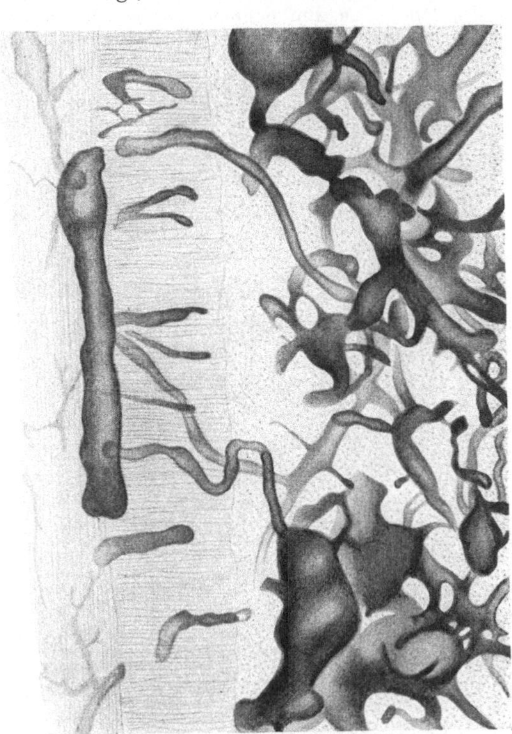

Abb. 3. Lymphgefäßinjektion. Längsschnitt durch die Wand des Wurmfortsatzes. Verbindungen zwischen dem grob-varikösen Netzwerk der Submucosa externa und den längsverlaufenden Lymphgefäßen der Muscularis externa.

liegende Wand. Nach dem Ansatz des Mesenteriolums zu konvergieren diese groben Lymphbahnen mehr oder weniger stark und fließen bald hier, bald dort zu größeren Stämmen zusammen, aus denen dann wieder die Lymphgefäße des Mesenteriolums ihren Ursprung nehmen. Irgendeine Gesetzmäßigkeit ist aber nirgends festzustellen. Vielmehr bilden, wie schon die makroskopische Beobachtung bei der Injektion zeigt, die ganzen Lymphgefäße der subserösen Schicht ein überall zusammenhängendes Netzwerk, welches in der Hauptsache der Längsrichtung des Organs folgt und sich demgemäß *von der Spitze bis zur Basis ohne Widerstand füllen läßt.* Aus ihm nehmen wahllos die abführenden Lymphgefäße des Mesenteriolums bald hier, bald dort ihren Ursprung.

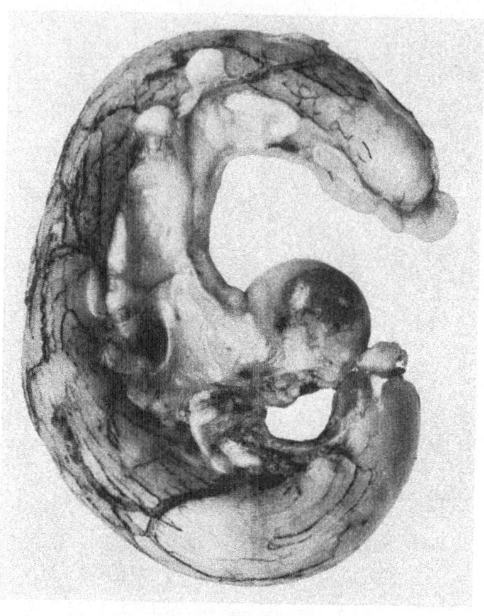

Abb. 4. Lymphgefäßinjektion des Wurmfortsatzes. In sich zusammenhängendes längsgerichtetes Lymphgefäßnetz, besonders an der konvexen Fläche entwickelt.

Überblickt man noch einmal das gesamte Lymphgefäßsystem des Wurmfortsatzes, so sieht man, daß es sich in 4 Hauptsysteme teilen läßt: in das Lymphcapillarnetz der Schleimhaut, in das der Submucosa mit einem inneren feinmaschigen und äußeren sehr grobmaschigen Netz, in ein Lymphgefäßnetz der Muscularis interna und ein Lymphgefäßnetz in der Subserosa. Von diesen vier Lymphgefäßnetzen hängen sowohl die beiden ersten, wie die beiden letzten inniger miteinander zusammen und haben ihre eigenen Abfuhrwege zum Mesenteriolum. Außerdem bestehen aber noch zwischen beiden Hauptgruppen Verbindungsbrücken, so daß Substanzen, welche in das muköse oder submuköse Netzwerk eindringen, nicht nur in das Mesenteriolum und die zugehörigen Lymphknoten befördert werden können, sondern auch in das Lymphgefäßnetz der Muscularis und Subserosa. Gerade in der Subserosa verlaufen besonders lange, der Längsrichtung des Wurmfortsatzes entsprechende Lymphgefäße. Dies tritt sehr deutlich an der Konvexität des gebogenen Organs hervor (Abb. 4). Eine solche Anordnung fehlt ganz und gar dem submukösen Netzwerk, wodurch sich die beiden wesentlich voneinander unterscheiden. Aus dieser Anordnung geht hervor, daß ein in die Schleimhaut und in die Submucosa eingedrungener Reizstoff von der Submucosa aus sehr leicht in die Gebiete des Mesenteriolums und in die Lymphgefäßnetze der Muscularis und Subserosa, also mehr transversal, aber weniger leicht longitudinal fortbewegt werden wird. Umgekehrt müssen Reizstoffe, welche in die subserösen Lymphgefäße vorgedrungen sind, sehr schnell von der Spitze gegen die Basis des Organs transportiert werden, vor allem wieder an der dem Mesenteriolum abgewandten Seite. Während sich das submuköse Netzwerk schwammartig auffüllen kann, wird in dem subserösen ein viel stärkeres Abfließen stattfinden müssen. Dazu kommt noch, daß Kontraktionsvorgänge in der Muscularis den Lymphstrom in dem weitmaschigen subserösen Netzwerk, das ja gleichzeitig ein Netzwerk der Muscularis externa ist, in der Richtung apikal-basal befördern wird. Der direkte Abfluß aus dem groben Schwamm des submukösen Netzwerkes in das Mesenteriolum wird bei Kontraktionsvorgängen in der Muskelwand erschwert und dadurch die

Lymphe erst recht in die Muskelschichten und in die Subserosa übergepreßt werden. Mag dem sein, wie es will, jedenfalls sind die Lymphgefäßanordnungen in den verschiedenen Schichten verschieden und daher funktionell anders zu bewerten.

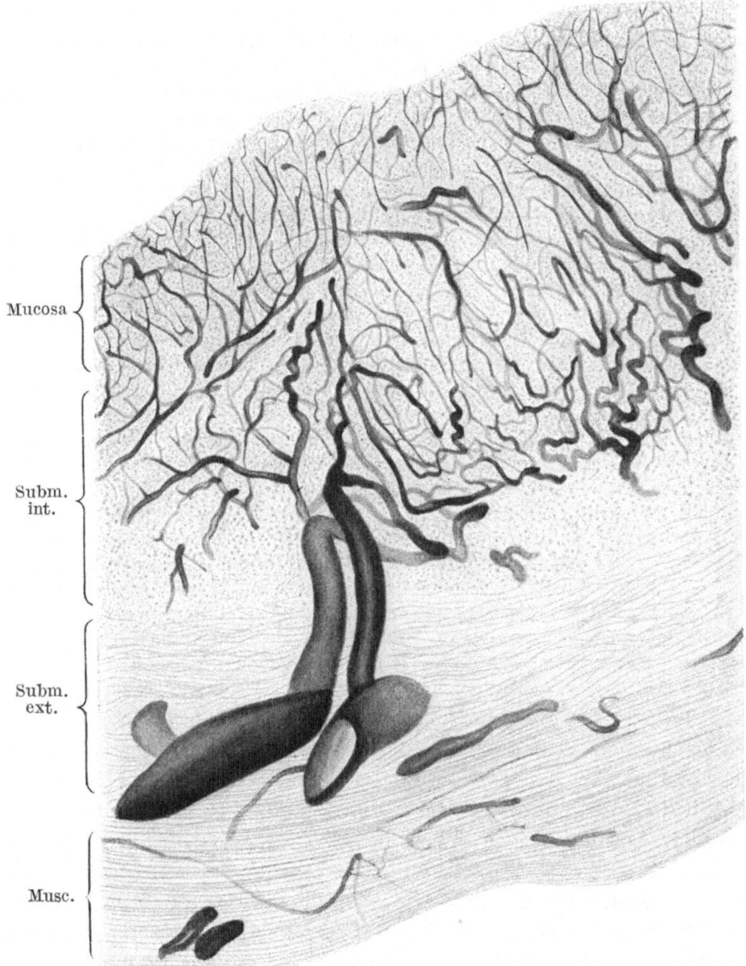

Abb. 5. Blutgefäßinjektion. Querschnittssektor durch die Appendixwand. Die äußeren Wandschichten von der Muscularis interna ab sind einheitlich gezeichnet. Links unten in der Submucosa externa zwei mächtige Gefäßäste, die sich rasch gegen die Submucosa interna und Schleimhaut aufsplittern, wo sie zahlreiche Anastomosen eingehen.

Da ich gleichzeitig versuchte, an Leichenwurmfortsätzen Blutgefäßinjektionen auszuführen, so darf ich wohl kurz darauf eingehen. Ich kann im wesentlichen das bestätigen, was darüber bekannt ist. Immer wieder tritt die segmentale Anordnung des Gefäßsystems klar zutage. An den mikroskopischen Injektionspräparaten ist die zu obiger Schilderung des Lymphgefäßsystems ganz gegensätzliche Verteilung des Gefäßnetzes sehr deutlich. Von wenigen gröberen Gefäßen der Submucosa aus verzweigt sich baumförmig ein immer feineres Astwerk gegen die

Mucosa zu, und dringt schließlich in dieselbe ein (Abb. 5). Von irgendwelchen größeren Anastomosen in der Submucosa oder zwischen dem submukösen System und dem System in der Muscularis und der Serosa ist nirgends etwas zu sehen, die einzelnen Gefäßbereiche sind nur durch das Capillarsystem in weiterem Sinne, das sog. terminale Gefäßgebiet, mit einander verbunden. Das einzige, was hier noch als besonderes Ergebnis betont werden soll, ist die von neuem festgestellte Versorgung der Follikel *und* ihrer Keimzentren mit Capillaren (W. SCHULZE[1], ORSÓS[2], RUF[3]). Früher hat RICKER dieses Vorkommen der Capillaren in den Keimzentren geleugnet, um damit das Verschontbleiben derselben von den sog. peristatischen Vorgängen zu erklären. Neuerdings läßt er die Frage offen. Jedenfalls ist die Versorgung der Keimzentren mit capillarähnlichen Gefäßen so reichlich, daß ein nervös bedingter peristatischer Zustand, wenn er überhaupt an den peripheren gipfelnden Teilen des Blutgefäßsystems des Wurmfortsatzes angreift, auch die Follikel befallen müßte. Es bleibt dann zur Erklärung des Ausbleibens peristatischer Zustände innerhab der Keimzentren nichts anderes übrig, als diesen Capillaren eine Sonderstellung unter den anderen Capillaren einzuräumen. Betrachtet man diese Blutgefäßversorgung als Ganzes, so muß man sagen, daß die reichlichste capilläre Auflösung und damit die wichtigste Kommunikation zwischen einem Gefäßsektor und dem anderen gerade in der Mucosa und den inneren Schichten der Submucosa zu finden ist. Wenn also eine nervös bedingte Erregung des terminalen Gefäßgebietes die Grundlage des appendicitischen Prozesses darstellt und auch seine Ausbreitung beherrscht, so müßte sich der Vorgang der Peristase im Falle eines Weiterschreitens des Prozesses vom distalen zum proximalen Ende des Wurmfortsatzes immer zunächst in der Schleimhaut zeigen, d. h. die Schleimhautveränderungen müßten den Veränderungen in der Muscularis und in der Submucosa immer voraneilen. Die Vorgänge müßten sich also umgekehrt abspielen, wie bei der Annahme einer Ausbreitung durch das Lymphgefäßnetz, wo die entzündlichen Veränderungen in der Subserosa und Muscularis nach der ganzen oben geschilderten Art der Anordnung des Lymphgefäßsystems den Veränderungen in der Schleimhaut voraneilen müßten. In Wirklichkeit aber ist nun, wie im Haupttext weiter ausgeführt werden wird, nur das letztere der Fall. Die anatomischen Befunde sprechen also zugunsten der Annahme einer Ausbreitung der appendicitischen Reizstoffe durch das Lymphgefäßsystem.

Aus der von Dr. SENG gegebenen Schilderung des Lymphgefäßnetzes des menschlichen Wurmfortsatzes erklärt sich ohne weiteres die bevorzugte Lokalisation der entzündlichen Prozesse in den äußeren Wandschichten und die schnelle Ausbreitung derselben in der Serosa gegen die proximalen Abschnitte des Wurmfortsatzes zu. Natürlich bewegen sich die Entzündungsstoffe nicht nur in den Lymphgefäßen, sondern dringen in gleicher Weise in die Gewebs- oder Lymphspalten ein und breiten sich in ihnen aus. Da diese Gewebslymphspalten irgendwie räumliche Beziehungen zu den eigentlichen Lymphgefäßen besitzen müssen, weil sonst ja ein Übertritt der Gewebsabfuhrlymphe in die Lymphgefäße nicht denkbar ist, so wird auch die Ausbreitung des Giftstoffes und die davon abhängige Anlockung der Leukocyten der allgemeinen Anordnung des Lymphgefäßsystems folgen. So erklärt sich die keilförmige Verbreiterung der von einem Primärinfekt ausgehenden leukocytären Infiltration der tieferen Wandschichten.

---

[1] SCHULZE, W.: Untersuchungen über die Capillaren usw. lymphatischer Organe. Ztschr. f. Anat. u. Entw. **76**, 1925.

[2] ORSÓS: Das Bindegewebsgerüst der Lymphknoten im normalen uud pathologischen Zustand. Beitr. path. Anat. **75** (1926).

[3] RUF: l. c. Tafel X, Abb. 2.

Auf die schnelle Ausbreitung der entzündlichen Vorgänge in Muskulatur und Serosa der proximalen Abschnitte des Wurmfortsatzes, auch bei noch so frühzeitiger Lokalisation des appendicitischen Infektes im distalen Abschnitt desselben, hat an der Hand von Oxydasepräparaten S. RUF besonders hingewiesen. Ich lasse hier noch einmal die photographischen Wiedergaben von Oxydasepräparaten einer Appendix im

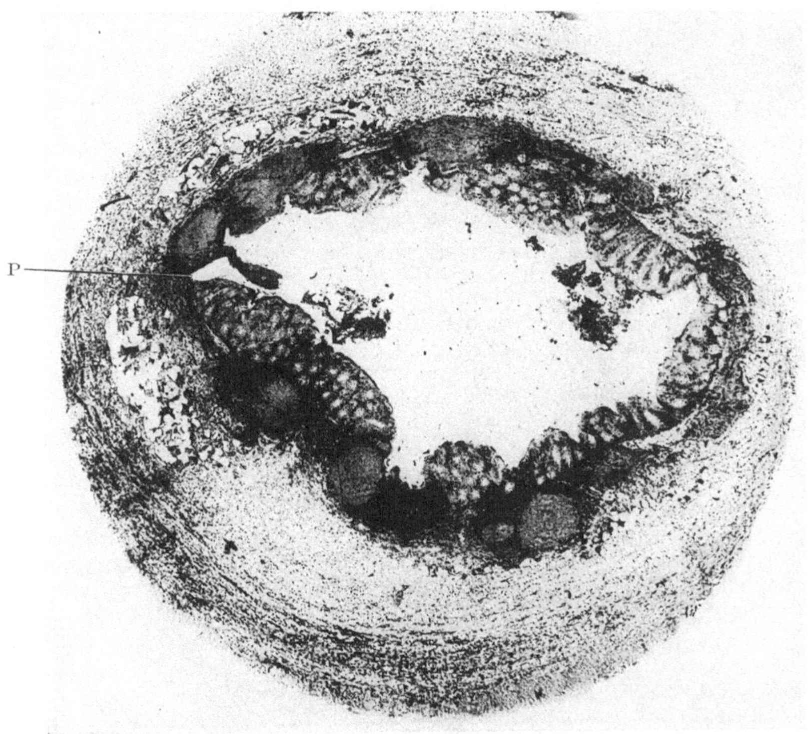

Abb. 6. Fall von akuter phlegmonöser Appendicitis. Querschnitt durch das distale Drittel. P, Primärinfekt. Leukocyten im Schnitt als schwarze Punkte sichtbar (Oxydasereaktion).

Frühstadium des Anfalles folgen. In Abb. 6 sieht man bei P den Primäraffekt als schwärzliche Leukocytenmasse aus einer Bucht hervorragen, einem Follikel angeschmiegt. In den Wandungen überall kleinste schwarze Pünktchen, die Leukocyten. Ganz ähnlich sieht man in den Abb. 7 und 8, d. h. in den medialen und proximalen Abschnitten desselben Wurmfortsatzes bei intakter Schleimhaut die Leukocyteninfiltrate der Submucosa, Muscularis und Serosa. Der Querschnitt eines normalen Wurmfortsatzes (Abb. 9) zeigt nichts von Leukocyteninfiltraten in diesen Schichten. Wie diese Leukocytenanhäufung in den äußeren Wandschichten der proximalen Wurmfortsatzabschnitte bei Primärinfekt im distalen Abschnitt zustande kommen soll, wenn nicht die

Entzündungsreize von dem letzteren aus dorthin getragen worden sind, und wie dieser Transport ohne Beteiligung der Gewebslymphspalten und der Lymphgefäße möglich sein soll, ist schwer verständlich. Jedenfalls kommt das Blutgefäßsystem als auslösender Faktor für diese Vorgänge nicht in Frage, da die sich nach dem proximalen Ende des Wurm-

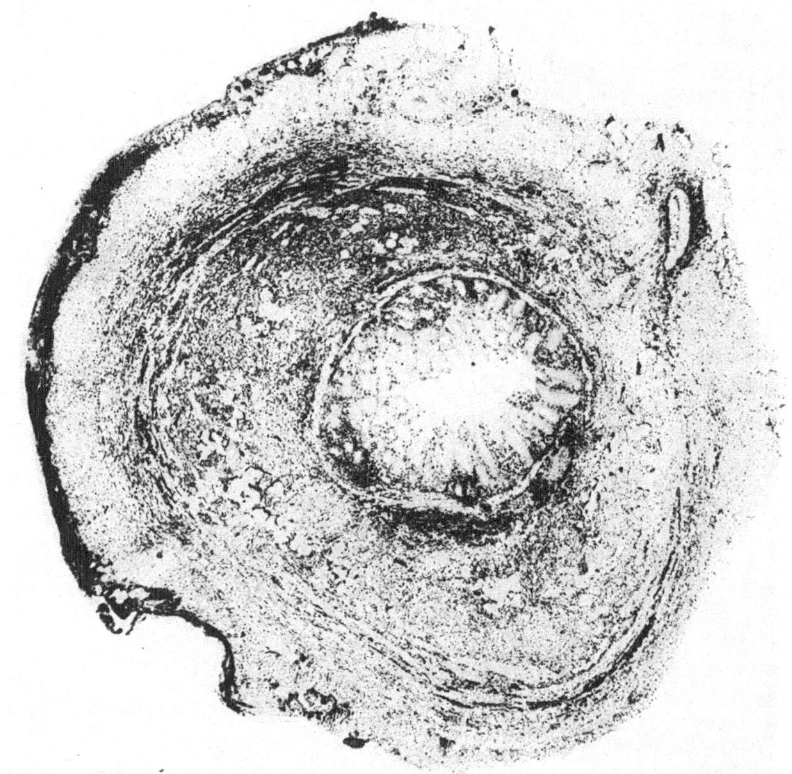

Abb. 7. Derselbe Fall wie Abb. 6. Querschnitt durch die Mitte des Wurmfortsatzes. Phlegmone der Wand. Keine Schleimhautveränderung.

fortsatzes zu gleichmäßig verteilende Infiltration der äußeren Wandschichten mit der sektoralen Verteilung des Gefäßsystems gar nicht erklärt werden kann. Daß die in den Lymphspalten und Gefäßen weitergeschleppten Entzündungsreize von hier aus auf das *capilläre* und *postcapilläre Blutgefäßsystem*, welches ja überall vorhanden ist, wirken, und so die Exsudation und Emigration hervorrufen, braucht nicht hervorgehoben zu werden. Mit dieser Annahme lassen sich die beobachteten Vorgänge viel einfacher deuten, als mit der eines ganz unbewiesenen Reflexes auf die einzelnen sektorartig abgegrenzten Gebiete des Gefäßsystems, eine Annahme, die es außerdem ganz unerklärt läßt, warum dieser Reflex im distalen Teil an der Schleimhaut, im proximalen Abschnitt nur an der Serosa angreift. Denn das sind und bleiben ja die charakteristischen Verhältnisse bei der Mehrzahl aller nicht kompliziert verlaufenden Appendicitisfälle, so wie ich es noch einmal in den beigegebenen Abbildungen zu zeigen versucht habe.

Ich darf damit die Deutung der histologisch zu erfassenden Vorgänge, wie sie für den akuten Anfall charakteristisch sind, im Sinne

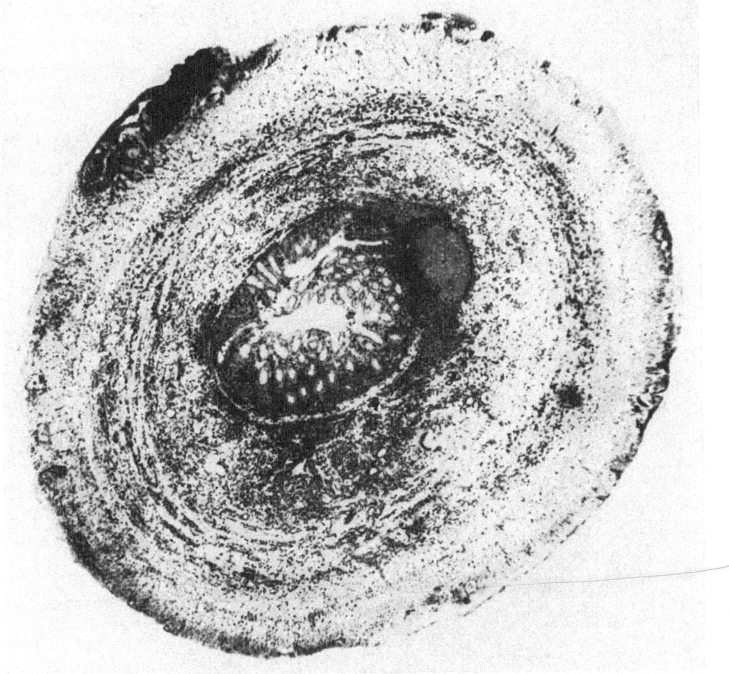

Abb. 8. Derselbe Wurmfortsatz wie Abb. 6 u. 7. Querschnitt durch das proximale Drittel. Noch immer starke Leukocyteninfiltration der Wandschichten außerhalb der Mucosa, besonders in der Muscularis.

einer von den Schleimhautbuchten ausgehenden Infektion (entzündlicher Primärinfekt), welche sehr schnell zu einer auf dem Wege der Gewebsspalten und Lymphgefäße fortschreitenden phlegmonösen Appendicitis (entzündliche toxische Reizung der äußeren Wandschichten) mit proximalwärts gerichteter Ausbreitung führt, auch durch Rickers Einwände als unwiderlegt betrachten. Wir werden nun sehen, ob sich die ätiologischen Befunde mit dieser Auffassung der Appendicitis als einer Infektionskrankheit in Einklang bringen lassen oder nicht. Ist das möglich, so würde damit die pathologisch-histologische Deutung des Gesamtvorganges im obigen Sinne erst recht gestützt.

Allerdings gehört noch eine andere Voraussetzung dazu, um die Entstehung der Appendicitis aus einer mehr oder weniger umschriebenen

Infektion einer Schleimhautbucht, besser gesagt Schleimhautfurche, verständlich zu machen. Das ist die Annahme einer verhältnismäßig trägen Muskelarbeit des Wurmfortsatzes, welche nur in größeren Pausen einsetzt, d. h. wenn es die örtlichen Verhältnisse verlangen, etwa zwecks Austreibung eingedrungenen Kotes. Ich komme darauf später zurück. Solange der Wurmfortsatz *leer* und mehr oder weniger gleichmäßig kontrahiert ist, muß in bezug auf die Bildung des Falten- und Furchen-

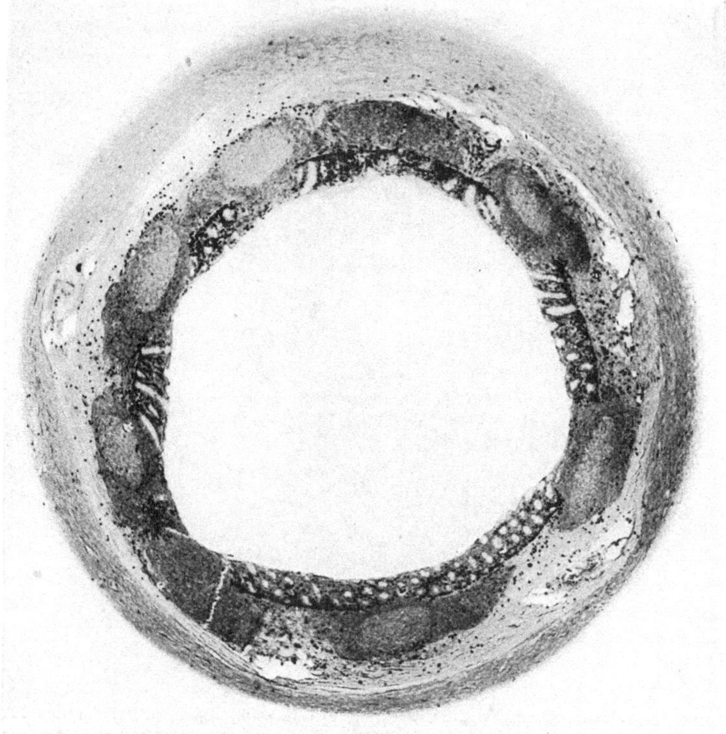

Abb. 9. Normaler Wurmfortsatz (Oxydasereaktion).

systems seiner Schleimhaut eine gewisse Gesetzmäßigkeit herrschen, so wie sie auch für die Bildung der Hauptfaltensysteme am Magen und Zwölffingerdarm im leeren Zustand derselben anzunehmen ist. Es gibt in allen diesen Abschnitten bestimmte bevorzugte *Saftstraßen,* welche sich, wenn auch nicht in genau gleicher, so doch in ähnlicher Weise immer wieder bilden und während der Leerperiode des Organs in dieser Form verharren. Wie bedeutungsvoll diese Saftstraßen oder Saftfurchen der Schleimhaut für die Lokalisation der akuten und chronischen Magen- und Zwölffingerdarmgeschwüre sind, hat BÜCHNER[1] für die akuten

[1] BÜCHNER: Über akute peptische Gastritis. Verh. dtsch. path. Ges. Wien **1929**, S. 347.

Ätzungsgeschwüre, ich selbst für das Chronischwerden dieser Geschwüre nachzuweisen versucht. Eine ganz ähnliche Rolle spielt beim Wurmfortsatz seine physiologische Abbiegung im distalen Abschnitt und seine Furchenbildung in der funktionellen *Leerperiode*. Ich habe in früheren Arbeiten auf diese wichtigen Voraussetzungen für die Lokalisation des appendicitischen Infektes immer wieder hingewiesen.

Ich möchte ergänzend bemerken, daß auch der schon so oft durchgeführte Vergleich der lymphknötchenreichen Schleimhaut des Wurmfortsatzes mit einer *Tonsille* nur dann haltbar ist, wenn man eine *gewisse Stetigkeit der Furchenbildung der Schleimhaut* in der Leerperiode annimmt. Bei stärkerer Füllung des Wurmfortsatzes mit Kot geht die Faltenbildung völlig verloren. Wenn man also von einem Vergleich des Wurmfortsatzschleimhautreliefs mit der Reliefbildung einer Tonsille spricht, so kann damit immer nur der Wurmfortsatz in der Leerperiode gemeint sein, dessen Schleimhautfalten durch den ungewöhnlichen Reichtum an lymphatischem Gewebe noch weiter konfiguriert sind.

Nun hat man bekanntlich in der Gaumenmandel eine besondere Schutzeinrichtung erkennen wollen, die es ermöglicht, virulente Keime schon an der Eintrittspforte des Magendarmkanals abzufassen und sie unschädlich zu machen. Ich habe an anderer Stelle[1] ausgeführt, daß ich mich einer solchen Ansicht nicht anschließen kann, sondern auf die Seite derjenigen Autoren treten muß, welche in dem Haftenbleiben von Mikroorganismen in den Buchten der Gaumenmandel etwas rein Zufälliges sehen. Die unregelmäßig buchtige Oberflächengestalt der Mandel, deren funktionellen Sinn wir noch nicht erkannt haben, ist keine Schutzeinrichtung, sondern im Gegenteil eine Gefahrszone, welche unnötig oft zum Haften pathogener Keime oder giftig gewordener gewöhnlicher Mundbewohner führt. Daher die Häufigkeit der gewöhnlichen Anginen, mit welcher nur die Häufigkeit der Appendicitis verglichen werden kann. Daß die gewöhnliche Angina in ganz der gleichen Weise wie die Appendicitis mit einem Primärinfekt der Buchten beginnt, um sofort in ein phlegmonöses Schwellungsstadium überzugehen, welches sich gelegentlich zur richtigen Abscedierung wie bei dem Wandabsceß der Appendix verdichten kann, ist bekannt genug. Ich verweise auf die Arbeiten von MACLACHLAN[2] und DIETRICH[3]. Ob es bei der Wiederkehr der Anginen zu einer Resistenzveränderung des Gesamtorganismus im Sinne einer Allergie kommt und ob die gewöhnliche Angina (Angina ohne Absceßbildung und ohne Thrombophlebitis) wirklich die Quelle aller möglichen sekundären Erkrankungen bis zur Ulcusbildung im Magen ist, will ich hier nicht erörtern. So weit es sich um Beziehungen zwischen Angina und Appendicitis handelt, wird darauf noch später einzugehen sein. Ich

[1] ASCHOFF, L.: Die lymphatischen Organe. Beih. z. med. Klin. **1926**, H. 1.

[2] MACLACHLAN: Tonsillitis. Publ. Med. School. Univ. Pittsburgh **1912**.

[3] DIETRICH, E.: Rachen und Tonsillen. (HENKE-LUBARSCH: Handbuch der speziellen pathologischen Anatomie. Bd. 4, Abt. 1. 1926.)

glaube aber schon jetzt sagen zu müssen, daß man mit allen solchen Schlußfolgerungen über sekundäre Folgen einer Angina sehr vorsichtig sein muß, außer, wenn so charakteristische Wegweiser, wie die Tuberkelbildungen bei der primären Phthise der Tonsillen oder die rheumatischen Knötchen bei der rheumatischen Angina (S. GRÄFF[1]) die Eintrittspforte offenbaren. Oder wenn ganz sichere klinische Abhängigkeiten, wie etwa bei gewissen Formen der Nephritis bzw. Endokarditis, bei einer Angina festgestellt werden können.

Genau das gleiche, was ich eben für die Gaumenmandeln ausgeführt habe, möchte ich auch für die sog. Wurmfortsatztonsille behaupten. Auch sie ist kein Schutzorgan, wie es vielfach hingestellt wird, sondern ein leider sehr oft störender Bakterienfänger. In dem Kapitel über die Pathogenese werde ich darauf genauer eingehen. Schon jetzt kann aber gesagt werden, daß der Wurmfortsatz *seine besondere Bakterienflora* hat, die keineswegs mit der übrigen Darmflora übereinstimmt, jedenfalls nur dann, wenn der Wurmfortsatz mit Kot gefüllt wird, was aber immer nur periodenweise, jedenfalls nicht regelmäßig mit der übrigen Darmfüllung geschieht. Wieweit die *besondere Bakterienflora* des Wurmfortsatzes mit derjenigen der Tonsillen übereinstimmt oder nicht, wird auch noch zu erörtern sein.

Voraussetzung für die Anreicherung einer besonderen Flora und das Auftreten von Infekten ist aber eine gewisse *Trägheit des Wurmfortsatzes,* vor allem in der Leerperiode. Wird er aber gefüllt, und dann wieder entleert, so kommt, wie ich mich früher ausdrückte, mehr eine krampfartige Kontraktion des Gesamtorgans als eine peristaltische Bewegung in Frage. Wenn tatsächlich die Muskeltätigkeit des Wurmfortsatzes eine so träge bzw. einseitige ist, so wird man mit Recht eine „gewisse Konstanz der Furchen", wie sie Voraussetzung für die Lokalisation der Infekte ist, annehmen dürfen. Diese Anschauung ist aber nicht unwidersprochen geblieben. Neuerdings hat sich vor allem RICKER[2] zu der Lehre bekannt, daß der Wurmfortsatz die „gleiche lebhafte Peristaltik wie der übrige Darm" hat. Nach ihm kann es also gar keine Konstanz der Furchen, nicht einmal eine zeitweilige für die Leerperiode, geben. Nach ihm sollen die Furchen erst durch die postoperative Kontraktion, zumal der Muscularis mucosae entstehen. Demgegenüber hat S. RUF zeigen können, daß sich diese Furchen an jedem bei oder sofort nach der Operation eröffneten Wurmfortsatz feststellen lassen, ohne daß an demselben eine operativ bedingte Kontraktion zu beobachten gewesen wäre. Daß die gröberen Furchen, in denen sich in der Regel die Primärinfekte finden, nicht durch die Muscularis mucosae, sondern durch die Kontraktion der Muscularis propria bedingt werden, bedarf keiner Erörterung. Das zeigt jeder Vergleich eines leeren mit einem gefüllten Wurmfortsatz.

---

[1] GRÄFF, S.: Primärinfekt und Invasionsstelle beim Rheumatismus infectiosus specificus. Dtsch. med. Wschr. **1930**, Nr 15, 603.

[2] RICKER, G.: l. c.

Wieweit die Anordnung der elastischen Fasersysteme der Muscularis mucosae und die Anordnung des lymphatischen Gewebes mit dazu beitragen, daß die Hauptfurchen sich immer wieder in einer für jeden Abschnitt charakteristischen Anordnung bilden, wie es so schön die Querschnitte zeigen, hat RUF schon erörtert. Das gilt natürlich nur für den in mehr oder weniger kontrahiertem Zustande, d. h. in der Leerperiode befindlichen und darin fixierten Wurmfortsatz.

RÖSSLE[1] hat den Versuch gemacht, durch Beobachtung am *überlebenden* Wurmfortsatz die Angaben von RICKER nachzuprüfen. Er glaubt, sie bis zu einem gewissen Grade bestätigen zu können. Ich habe schon in einer Arbeit mit POKORNY[2] darauf hingewiesen, daß die Auswertungsmöglichkeit der RÖSSLEschen Befunde eine eng begrenzte ist. Das gilt auch für die Beobachtungen der Röntgenologen. Auch die neueste Veröffentlichung von MAX COHN[3], der mir freundlicherweise seine Röntgenplatten zeigte, kann mich in diesem Urteil nicht beirren. Zunächst gibt COHN selbst zu, daß sein Ausdruck ,,der Wurmfortsatz zeige große Beweglichkeit" auch die *passiven* Bewegungen desselben in sich schließe. Die Behauptung RICKERs, daß die Appendix eine ebenso lebhafte Peristaltik wie der übrige Darm besitze, lehnt COHN direkt ab. Der Wurmfortsatz verhält sich bezüglich seiner Entleerung sehr verschieden. Bald dauert es wenige Stunden, bald einen, bald mehrere Tage, ehe der Kontrastbrei aus dem Wurmfortsatz verschwindet. Wie er verschwindet, weiß der Röntgenologe nicht zu sagen. Die Ausstoßung geht jedenfalls so schnell vor sich, daß man sie auch in Röntgenserien bis jetzt nicht festhalten konnte. Wahrscheinlich liegt hier eine Gesamtkontraktion des Wurmfortsatzes vor, wie ich sie stets als wahrscheinlich hingestellt, und wie sie RÖSSLE am überlebenden Wurmfortsatz direkt beobachtet hat. Das alles hat mit einer regelmäßigen Peristaltik im Sinne RICKERs, welche den Wurmfortsatz nicht zur Ruhe kommen läßt, gar nichts zu tun. Auch RÖSSLE hat eine solche Peristaltik nie beobachtet. Am Wurmfortsatz des Lebenden in situ führte GROSS[4] Reizungen aus. Er beschreibt nichts von einer Peristaltik. Daß der kotgefüllte Wurmfortsatz segmentäre Einschnürungen im Röntgenbilde zeigen kann, will ich gern zugeben. Ob das für umschriebene Kontraktionen spricht, weiß ich nicht. Es kann ebenso gut der röntgenologische Ausdruck eines Eindickungsprozesses mit Zerbröckelung der Inhaltmasse sein. *Ob überhaupt der Wurmfortsatz sich während jeder Verdauungsperiode gleich wie der Darm regelmäßig mit Kot füllt,* kann bis heute kein Röntgenologe sagen, vor allem nicht, ob sich der Wurmfortsatz stets bis zum distalen Ende füllt.

---

[1] RÖSSLE: Die Beweglichkeit des Wurmfortsatzes. Beitr. allg. Path. **77** (1927).

[2] ASCHOFF, L. u. O. POKORNY: Über die Beweglichkeit des Wurmfortsatzes. Dtsch. Z. Chir. **1927**, 203/204.

[3] COHN, M.: Zur Frage der Beweglichkeit und Bewegung des Wurmfortsatzes. Fortschr. Röntgenstr. **38** (S.-A.).

[4] GROSS, W.: Probleme der Appendixphysiologie. Arch. klin. Chir. **1927**, 148.

Auch die neuerdings von CZEPA[1] empfohlene Methode der Füllung des Wurmfortsatzes mit Kontrastbrei unter gleichzeitiger Verabreichung eines salinischen Abführmittels kann über die physiologischen Vorgänge nichts aussagen. Um so weniger, als der Verfasser selbst sagt, daß man oft 2 oder 3 Versuche anstellen muß, bis sich der Wurmfortsatz füllt. Wenn der gleiche Verfasser von der herrschenden Ansicht sagt, daß nach ihr die normale Appendix so gut wie niemals, die pathologisch veränderte nur in gewissen Fällen Darminhalt enthalten kann, so trifft das jedenfalls für die Pathologen nicht zu. Diese haben immer die gelegentlich und gar nicht so seltene Füllung des normalen und auch des pathologisch veränderten Wurmfortsatzes, sowohl am chirurgischen, wie am Leichenmaterial festgestellt (s. Monographie). Aber wann und wie die Füllung physiologischerweise vor sich geht, wie lange sie dauert und wie sie verschwindet, das weiß weder der Kliniker noch der Pathologe. Damit steht auch nicht in Widerspruch, daß der Kliniker, wie ich mich selbst an den vorzüglichen röntgenologischen Momentbildern des Kollegen SCHILLING an der hiesigen medizinischen Klinik überzeugen konnte, bei Anwendung sehr dünnflüssigen Bariumbreies in über 60% aller Fälle eine Füllung des Wurmfortsatzes erzielen kann. Sicherlich ist das keine Nahrung von physiologischer Konsistenz. Und auch hier findet die Entleerung so wechselnd und verzögert statt, daß eine *regelmäßige Füllung bei jeder Bariumbreiaufnahme* ausgeschlossen sein würde. Aber eines scheint mir an den Bildern der Röntgenologen sehr wichtig zu sein, daß nämlich nicht nur der Wurmfortsatz, sondern auch das Coecum, wenn auch in viel schwächerem Grade, eine herabgesetzte Entleerungsfähigkeit zeigt!

Alle diese Schwierigkeiten gibt auch COHN zu. Er mißversteht mich aber, wenn er meint, daß meine mechanische Theorie der Entstehung der Appendicitis sich nicht mit seiner Beobachtung von sechswöchiger Retention des Kontrastbreies, die ohne Beschwerden ablief, verträgt. COHN glaubt anscheinend, daß ich eine *Kotretention* für das Ausschlaggebende halte. Ich habe im Gegenteil betont, daß vollständige Füllung des Wurmfortsatzes mit Kot (also im COHNschen Falle mit Kontrastbrei) die Entstehung eines appendicitischen Anfalles eher erschwert als begünstigt. Es ist die *Stagnation* des *spezifischen Inhaltes* des Wurmfortsatzes selbst, welche die Entstehung der Appendicitis ermöglicht. Und diese Stagnation ist mit bloßem Auge gar nicht sichtbar. Man kann auch ebenso gut sagen, es ist die fehlende oder ungenügende Mischung des Wurmfortsatzes mit den physiologischen bakteriellen und chemischen Bestandteilen des Coecums, welche den wichtigsten Faktor für die Entstehung des Anfalls darstellt. Das möchte ich in den nachfolgenden Kapiteln noch genauer zu begründen versuchen. Dann wird auch Gelegenheit sein, zu prüfen, welche der zahlreichen Theorien über die

[1] CZEPA: Kann man Appendixerkrankungen durch die Röntgenuntersuchung darstellen? Wien. klin. Wschr. **1929**, Nr 52.

Funktion des Wurmfortsatzes die größte Wahrscheinlichkeit für sich hat. Daß der Wurmfortsatz kein lebenswichtiges Organ ist, steht fest. Damit ist natürlich nichts über seine organismische Bedeutung gesagt. Auch die Milz kann man entfernen und erst recht die Gaumenmandeln. Trotzdem wird keiner behaupten, daß sie „rudimentäre Organe" seien, wie man es für den Wurmfortsatz behauptet hat. Bekanntlich hat man die in so vielen Fällen bei Erwachsenen festzustellende, mehr oder weniger weit reichende Obliteration als Zeichen einer phylogenetischen Rückbildung deuten wollen. Heute wissen wir, daß es sich stets um die Folgen schwererer entzündlicher Vorgänge handelt, einer der schlagendsten Beweise für die Häufigkeit der Appendicitis überhaupt. Ich kann also nur denjenigen Autoren zustimmen, welche, wie PETERS[1], dem Wurmfortsatz auch bei dem gesunden Menschen eine Funktion zuschreiben. Aber welche? Eine besondere Art von Verdauung kommt dem Wurmfortsatz schon wegen seiner Kleinheit nicht zu. Das ist bei dem langen Blinddarm der Kaninchen oder den doppelten Blinddärmen der Vögel etwas anderes (E. MUTHMANN[2], E. MANGOLD[3]). Wichtig ist, daß letztere sich gern unabhängig vom übrigen Darm und voneinander entleeren. Die Zahl der Entleerungen ist abhängig von der Art der Nahrung, damit wohl auch die Art der Füllung. Während bei Weizenfütterung täglich etwa eine Blinddarmentleerung auf 10 sonstige Darmkotentleerungen fällt, beträgt dieses Verhältnis bei Gerstefütterung etwa 1 : 7. Bei Kohlfütterung werden die Entleerungen der Blinddärme ganz selten. Durch Exstirpation der Blinddärme läßt sich zeigen, daß sie an dem Aufschließen der Rohfaser wesentlich beteiligt sein müssen. Für den Wurmfortsatz des Menschen, der ja dem Blinddarm der Tiere nicht gleichzusetzen ist, kommt, wie gesagt, solche spezifisch verdauende Tätigkeit kaum in Frage. Wohl aber kann seine Füllbarkeit oder Entleerbarkeit sehr wohl von der Art der Nahrung beeinflußt sein. Darüber wissen wir noch gar nichts. In den Blinddärmen der Vögel spielt sich auch eine starke Resorption von Wasser und darin gelösten Substanzen ab. Das trifft gewiß auch für den menschlichen Wurmfortsatz zu, wie die weit festere Konsistenz des etwa in ihm enthaltenen Kotes andeutet. Aber auch damit kann die Funktion des Wurmfortsatzes nicht erschöpft sein. Seine Resorptionsfläche ist zu klein und daher auch zu unbedeutend. Immerhin wäre eine Beeinflussung der ganzen Dickdarmtätigkeit durch Resorption bestimmter Stoffe im Wurmfortsatz denkbar, so wie meiner Meinung nach durch Berührung der Gaumenmandeln mit dem Speisebrei eine Aktivierung des lymphatischen Gewebes weit über die Tonsillen

[1] PETERS, K.: Über die Funktion des menschlichen Wurmfortsatzes. Münch. med. Wschr. **1918**, Nr 48.

[2] MUTHMANN, E.: Beiträge zur vergleichenden Anatomie des Blinddarms usw. Anat. H. **48**.

[3] MANGOLD, E.: Die physiologische Funktion des Blinddarmes, allgemein und besonders bei Vögeln. Ges. naturforsch. Freunde Berlin, 11. Dez. 1928.

hinaus möglich erscheint. Die Gaumen- wie die Wurmfortsatztonsillen wären dann als Einleitungsorgane bestimmter flächenhaft ausgebreiteter Prozesse anzusehen. Aber auch darüber wissen wir nichts Sicheres. So bleibt noch die weitere Möglichkeit, daß die Tonsillen und ebenso der Wurmfortsatz *neben* anderen eben berührten Aufgaben die Bestimmung hätten, eine besondere Flora von Mikroorganismen heranzuzüchten, welche für die Verdauung bestimmter Nahrungsbestandteile oder der gewöhnlichen Nahrung bei bestimmten Umweltsbedingungen notwendig oder nützlich ist. Bei den großen Blinddärmen der Tiere, besonders der Pflanzenfresser hat man bereits an ihre Bedeutung als „Impfstelle" für den übrigen Darminhalt gedacht. Die folgenden Untersuchungen über die Flora der Appendix werden Gelegenheit geben, dazu Stellung zu nehmen. Daß aber dieser lymphatische Apparat der Appendix die ganze motorische Verdauungstätigkeit des Dickdarmes bzw. den Zustrom des Ileuminhalts in das Coecum regele, wie es GROSS[1] annimmt, ist schwer anzunehmen. GROSS glaubt, in der von ihm nachgewiesenen funktionellen Verbindung der Appendixmuskeln mit dem Schließmuskel der BAUHINschen Klappe (M. ileocolicus) — gelegentliche, isolierte Kontraktion des letzteren bei elektrischer Reizung des Wurmfortsatzes — eine Begründung seiner Anschauung sehen zu dürfen. Auf die eigenartige Auffassung von GROSS über die Entstehung der Appendicitis aus einer Verschwärung der Follikel (in Anlehnung an HELLMANN) brauche ich hier nicht einzugehen, da gar keine eigenen mikroskopischen Untersuchungen oder Belege beigebracht werden.

II. Untersuchungen zur Frage der Ätiologie des appendicitischen Anfalles.

Als ich zum erstenmal meine Erfahrungen über Entstehung und Ablauf der akuten Appendicitis mitteilen durfte, glaubte ich mich dahin aussprechen zu dürfen, daß als Ursache des Primärinfektes nur feine grampositive Diplokokken und gebogene Stäbchen, aber nicht die gewöhnlichen Fäulnisbakterien des Kotes in Betracht kämen. Die sog. Darmparasiten (Oxyuren, Trichocephalen) spielten beim Zustandekommen eines appendicitischen Anfalles keine Rolle.

Ich bin seit jener Zeit wiederholt auf diese Frage eingegangen, allerdings mehr in abwehrendem Sinn, insofern ich die Bedeutungslosigkeit der von anderen Seiten immer wieder in den Vordergrund geschobenen Darmparasiten darzutun hatte. Ich darf es mir wohl ersparen, hier noch einmal auf dieses Thema einzugehen. Die Theorie der makroparasitären Entstehung der Appendicitis findet heute keinen ernsthaften Verteidiger mehr. Ich verweise auf die kritische Darstellung von E. CHRISTELLER und E. MAYER, die ganz meinen Auffassungen

[1] GROSS: l. c.

entspricht. Daß gelegentlich ein in den Wurmfortsatz eindringender Ascaris eine Reizung des Wurmfortsatzes auslösen kann, ist bekannt (SCHLOSSMANN, BRAUCH[1]). Solche Entzündungen haben aber mit der gewöhnlichen Appendicitis nicht das geringste zu tun.

Viel wichtiger bleibt ja die noch immer ungelöste Frage: „*Durch welche* **Mikroparasiten** *werden die akuten Anfälle hervorgerufen und wie kommt der einzelne Anfall zustande?*" Es würde zu weit führen, wenn ich hier die ganze Literatur über die als Erreger der Appendicitis ausgesprochenen Mikroorganismen erörtern wollte. Ich muß mich darauf beschränken, auf diejenigen Mikroorganismen einzugehen, welche ich selbst als die Erreger der Appendicitis bezeichnen zu müssen geglaubt habe. Von jeher war den bakteriologischen Untersuchern aufgefallen, daß aus den entzündlich erkrankten Wurmfortsätzen *Streptokokken* gezüchtet werden konnten. Aber erst TAVEL[2] stellte genauere Vergleiche zwischen den bakteriologischen Züchtungsergebnissen bei entzündeten und nicht entzündeten Wurmfortsätzen an. Er fand in beiden Fällen neben verschiedenen anderen Mikroorganismen Diplokokken, Pneumokokken, Streptokokken, Bacterium coli usw. Auch konnte er nachweisen, daß bei stärkerer Entzündung die Mannigfaltigkeit der gefundenen Bakterien abnimmt. Ähnliches konnte WINTERSTEIN[3] feststellen, der gelegentlich nur *eine* Art von Bakterien, so z. B. nur Influenzabacillen, in dem entzündeten Wurmfortsatz fand. Man konnte daraus sehr verschiedenes schließen. Entweder, daß es sich bei dem in Reinkultur gefundenen Mikroorganismus um den Erreger der Appendicitis handelte oder auch umgekehrt, daß in Folge der entzündlichen Reizung die gewöhnliche Bakterienflora des Darmes und des Wurmfortsatzes so weit abgeschwächt und vernichtet worden war, daß nur noch wenige Arten oder schließlich nur noch eine Art von Mikroorganismen übrig blieb. Für diese letztere Annahme, der auch EDMUND MAYER in gewissem Sinne zuneigt, könnte man die Tatsache ins Feld führen, daß ältere Empyeme des Wurmfortsatzes ganz keimfrei gefunden werden können. Nun wissen wir aber, daß sich an anderen Organen, z. B. an der Gallenblase, ganz ähnliche Vorgänge abspielen können. Die im frischen Anfall der Cholecystitis mehr oder weniger bakterienhaltige Galle kann sich bei späterer Empyembildung als völlig steril erweisen. Da nun die Gallenblase normalerweise keine Mikroorganismen enthält, so kann man hier von einem Verschwinden der normalen Bakterienflora nicht reden, sondern man muß annehmen, daß die gefundenen Mikroorganismen irgend etwas mit der Entstehung der Cholecystitis zu tun haben. Der Umstand, daß in dem späteren Gallenblasenempyem keine Mikroorganismen mehr gefunden werden, muß dann so erklärt werden, daß eben die Erreger, ähnlich wie in einem Gehirnabsceß oder einem anderen Absceß, abgestorben sind.

---

[1] BRAUCH, M.: Über Appendicopathia oxyurica. Beitr. path. Anat. **71** (1922).
[2] TAVEL: Bacteriologie de l'appendicite. Rev. de Chir. **28**, 607 (1903).
[3] WINTERSTEIN: Zitiert nach E. CHRISTELLER und E. MAYER, l. c.

Allerdings mußte zugegeben werden, daß mit der Züchtung der Streptokokken aus dem Wurmfortsatz der *Beweis* für ihre Erregernatur noch keineswegs erbracht war. Auch dann nicht, als sich mehr und mehr herausstellte, daß die bei der Appendicitis gefundenen Streptokokken in erster Linie zu den schon so wie so im Darm vorkommenden Streptokokken gehörten, die bereits mehrfach beschrieben, denen aber die Franzosen zuerst den Namen des Enterokokkus gegeben hatten. Ich will hier auf die bei LÖWENBERG[1] zusammengestellten französischen Arbeiten nicht weiter eingehen. Liest man sie durch, so hat man nicht immer den Eindruck, daß ein sicherer Beweis für die Enterokokkennatur der gefundenen Mikroorganismen erbracht worden ist, um so weniger als heute viel feinere Methoden für die Differenzierung der verschiedenen im Verdauungstractus vorkommenden Bakterien verlangt werden. Immerhin bleibt es das Verdienst der Franzosen, auf die Möglichkeit der entzündlichen Reizungen der Anhangsgebilde des Darmtractus, insbesondere der Gallenblase, der Leber, des Pankreas, des Wurmfortsatzes, schließlich auch der Harnwege und der Genitalien durch die Streptokokkenformen des Darmkanals aufmerksam gemacht zu haben.

Als ich seinerzeit in den Leukocytenpfröpfen des appendicitischen Primäraffektes eine Phagocytose feiner grampositiver Diplostreptokokken und feiner gebogener grampositiver Stäbchen feststellen konnte, sah ich darin den erstmal geführten Beweis, daß wirklich die Streptokokken, welche von den verschiedensten Autoren gezüchtet worden waren, auch die Erreger der Appendicitis sein mußten. Sonst war das Bild der Phagocytose nicht zu erklären. Freilich mußte ich es offen lassen, um welche Arten von Streptokokken bzw. Stäbchen es sich handelte. Nur vermutungsweise konnte ich mich dahin äußern, daß es sich um ähnliche Erreger handeln dürfte, wie wir sie bei der Angina beobachten könnten, und daß vielleicht zwischen Angina und Appendicitis eine bestimmte Beziehung bestände.

In neuerer Zeit hat man auch in Deutschland dem Enterokokkus erhöhte Aufmerksamkeit zugewendet. Ich verweise vor allem auf die Arbeiten von SCHMITZ[2], KURT MEYER[3], W. LÖWENBERG[4] und GUNDEL[5]. Sie alle beschäftigen sich auch mit der ätiologischen Bedeutung des Enterokokkus für die verschiedensten Krankheiten, darunter auch für die Appendicitis. Da meine eigenen Ergebnisse zu den ihrigen besondere Beziehungen haben, so werde ich später darauf zurückkommen. Um

[1] LÖWENBERG, W.: Über die Wirkung der Galle auf Enterokokken und Streptokokken. Zbl. Bakter. Orig. **102** (1927).

[2] SCHMITZ, H.: Über Enterokokken. Zbl. Bakter. Orig. **67** (1912) u. **96** (1925).

[3] MEYER, K.: Wurmfortsatz und „Streptokokken". Dtsch. med. Wschr. **1928**, Nr 29.

[4] LÖWENBERG, W.: l. c.

[5] GUNDEL, M.: Das biologische System der Streptokokken. Zbl. Bakter. Orig. **115** (1929).

aber nicht einseitig zu erscheinen, muß ich auch noch kurz der anderen sog. Erreger der Appendicitis, besonders der Anaerobier gedenken. Man hat ihnen von den verschiedensten Seiten eine besonders große Bedeutung für die Auslösung des appendicitischen Anfalles zugesprochen. Ob mit Recht, werden wir später sehen. Eine genauere Besprechung der früheren Arbeiten ist schon wegen der mangelhaften Klassifizierung der Anaerobier eine recht undankbare Aufgabe. Der Leser wird mit mir um so lieber darauf verzichten, wenn ich ihn auf die sehr gründliche und erschöpfende Arbeit WEINBERGS[1] und seiner Mitarbeiter hinweise, welche alle bei der Appendicitis gefundenen Mikroorganismen untersucht und beschrieben haben. Diese Arbeit könnte als die Krönung aller bakteriologischen Untersuchungen über die Appendicitis angesehen werden, wenn sie nicht einen Mangel nach bestimmter Richtung aufwiese. Die Verfasser haben zwar Wurmfortsätze aus den verschiedensten Stadien der Entzündung untersucht, aber sie haben nicht angegeben, *was für Erreger sie vorherrschend* in den *einzelnen Phasen der Entzündung angetroffen haben.*

Es wäre ja sehr wohl denkbar, daß der ganze Vorgang nur durch *einen* Erreger ausgelöst würde, daß aber wegen der offenen Kommunikation mit dem kothaltigen Darmlumen sehr bald alle möglichen Kotbakterien den Reaktionsherd besiedelten. Diese sekundären Infekte würden dann das eigentliche Bild der akuten Appendicitis ganz überdecken. Ob es so ist, ist eine andere Frage. Klargestellt kann das nur werden, wenn man die *frühen Stadien* vergleicht. Das gilt ja für alle infektiösen Prozesse, wo Sekundärinfektionen möglich sind. Ich erinnere nur an die sekundären Streptokokkeninfektionen beim Scharlach, bei der Influenza, bei der rheumatischen Endokarditis usw.

Ferner vermißt man in der Arbeit der französischen Autoren eine genaue Angabe darüber, wie sich die Mikroorganismen im *Zentrum* des Entzündungsherdes und in der Peripherie desselben dargestellt haben. Wir werden sehen, daß die Verteilung keine einheitliche ist. Um zu einem sicheren Urteil zu gelangen, müssen immer die verschiedensten Stellen des Wurmfortsatzes abgeimpft, oder wenigstens bakterioskopisch untersucht werden. Dennoch behalten die Arbeiten von WEINBERG und seinen Mitarbeitern ihren großen Wert, insbesondere in Hinsicht auf die experimentellen Prüfungen der Virulenz der gefundenen Erreger in den verschiedensten Mischungen, worauf ich später zurückkomme.

Ich habe an anderer Stelle bereits darauf hingewiesen, daß diejenigen Autoren, welche sich auf anscheinend frischere Stadien beschränkt haben, auch weniger verwirrende Ergebnisse erzielten. Bei ihnen herrschten Streptokokkenarten vor. So fand KURT MEYER[2] auffallend häufig den

[1] WEINBERG, M., A. R. PRÉVOT, J. DAVESNE et Cl. RENARD: Recherches sur la Bactériologie et la Sérotherapie des appendicites aigues. Ann. Inst. Pasteur **42** (1928).

[2] MEYER, K.: l. c.

Enterokokkus. Leider sind auch bei diesen Untersuchungen die frühen Stadien von den späteren Stadien nicht getrennt und die regionäre Verteilung der Mikroorganismen in den verschiedenen Teilen des Wurmfortsatzes nicht berücksichtigt worden. Andererseits konnte FERITZ[1] gerade in Frühfällen die Streptokokken, die er allerdings nicht weiter bestimmt hat, in dem Mesenteriolum sehr viel häufiger in *Reinkultur* finden, als in dem Wurmfortsatz selbst. Das spricht natürlich auch mehr für die Streptokokken als die eigentlichen Erreger der Appendicitis. Endlich haben R. HILGERMANN und W. POHL[2] über sehr umfangreiche bakteriologische Untersuchungen der Mundhöhle (Tonsillen) und des exstirpierten Wurmfortsatzes berichtet. Sie wandten, wie das auch WEINBERG und seine Mitarbeiter getan hatten, neben der Züchtung die bakterioskopische Abstrichmethode an, deren Wert ich besonders bei der Untersuchung der Gasödemfälle im Kriege schätzen gelernt hatte, und die wir in Freiburg regelmäßig bei den Leichenöffnungen auszuüben pflegen. R. HILGERMANN und W. POHL stellten bei ihren Untersuchungen fest, daß auffallend häufig die gleiche Flora in den Abstrichen der Mandeln wie im entzündeten Wurmfortsatz gefunden werden konnte. Sie denken daher an eine Infektion des Wurmfortsatzes von den Tonsillen aus. Ob diese Infektion hämatogen oder enterogen vor sich geht, lassen sie offen, neigen aber anscheinend mehr zu der Annahme der ersteren. Gegen diese Ergebnisse von HILGERMANN und POHL, die so bestechend sind, und in denen ich die schönste Bestätigung meiner früheren Angaben erblicken könnte, müssen aber doch gewisse Bedenken erhoben werden. Zunächst dürfen aus der häufigen Übereinstimmung des bakteriologischen Befundes an den Mandeln und an dem Eiter des Wurmfortsatzes keine weitergehenden Schlüsse gezogen werden. So nahe der Gedanke liegt, daß eine Angina der Appendicitis vorausgegangen sein kann, und so oft auch ein solcher Zusammenhang behauptet worden ist, so wenig haben sich diese Behauptungen exakt stützen lassen. Und daß nun gar eine Appendicitis *hämatogen* von einer Angina entstanden wäre, ist ebenso unbewiesen, wie die Annahme, sie wäre die Folge einer sog. oralen Sepsis. Zuverlässige klinische Angaben über Blutbefunde in Frühstadien oder gar Vorstadien der Appendicitis, aus welchen man auf eine hämatogene Infektion schließen könnte, liegen bis jetzt nicht vor. Ich habe das schon früher betont. Daß HILGERMANN und POHL in 50 schweren Fällen von Appendicitis 17mal Keime aus dem Blut gezüchtet haben, ist durchaus verständlich, beweist aber nur, daß bei *schwerer* Appendicitis, wie bei allen schweren Infektionen, Keime in die Blutbahn überzutreten pflegen. Auch die *enterogene* Metastase von einer Angina in den Wurmfortsatz, welche selbstverständlich möglich

---

[1] FERITZ, H.: Appendicitis und Streptokokken. Dtsch. med. Wschr. **1928**, Nr 47.

[2] HILGERMANN, R. u. W. POHL: Beitrag zur Ätiologie und Serumtherapie der foudroyanten Appendicitis auf Grund der Beobachtungen bei 300 Fällen im Kreise Deutsch-Krone. Arch. klin. Chir. **154** (1929).

ist, und für welche zunächst die Befunde von HILGERMANN und POHL zu sprechen scheinen, muß eine Ausnahme sein. Die Mehrzahl der akuten Anfälle entsteht ohne jedes Zeichen vorausgegangener Angina. Der Umstand, daß sich ähnliche oder gleiche Bakterien an den Tonsillen und dem Wurmfortsatz finden, beweist solange nichts, als man nicht weiß, ob sie nicht physiologischerweise an beiden Stellen gleichzeitig und unabhängig voneinander, vielleicht in unscheinbarer Standortsvariation vorkommen (GUNDEL). HILGERMANN und POHL haben zwar solche Vergleichsuntersuchungen vorgenommen, berichten darüber aber so kurz, daß man sich über diesen Punkt kein Urteil bilden kann. Sie behaupten, in wirklich gesunden Tonsillen die Erreger nicht gefunden zu haben. Auch lehnen sie die Möglichkeit von Zufallsbefunden ab, da Diphtheriebacillen bzw. die Erreger der PLAUT-VINCENTschen Angina niemals in normalen Wurmfortsätzen gefunden würden. Ich verweise hier nur auf die Untersuchungen von WEINBERG und seinen Mitarbeitern, welche im Gegensatz zu HILGERMANN und POHL, niemals Diphtheriebacillen im entzündeten Wurmfortsatz gefunden haben wollen. Ich komme auf diese auffallende Tatsache später noch einmal zurück. Stutzig machen auch die Angaben von HILGERMANN und POHL, daß sie bei etwa $50^0/_0$ der Fälle oder noch öfters den Pneumokokkus gezüchtet haben. Das stimmt mit den sorgfältigen Untersuchungen von KURT MEYER nicht überein. Ebensowenig mit unseren eigenen Beobachtungen. Noch auffallender sind die Angaben über die hohe Virulenz der gefundenen Streptokokken. Wie diese Widersprüche zu den Befunden anderer Autoren zu erklären sind, ist schwer zu sagen. Da die genaue Differenzierung der Streptokokken in Enterokokken usw., etwa nach GUNDEL, von HILGERMANN und POHL noch nicht durchgeführt ist, so kann man keine endgültige Stellung zu ihren Befunden nehmen.

Jedenfalls bringen diese neuen Untersuchungen, welche die Angaben älterer Autoren über Streptokokkenbefunde bei akuter Appendicitis bestätigen, keine Entscheidung. Entweder lassen die Autoren die Natur der gefundenen Mikroorganismen als *Erreger* offen, wie K. MEYER, welcher selbst sagt, daß er die von ihm gefundenen Enterokokken nicht für die Erreger der Appendicitis halten kann, oder sie lassen die andere Frage, wie die Erreger in den Wurmfortsatz kommen, und wie sie den Anfall auslösen, unentschieden (WEINBERG und Mitarbeiter, HILGERMANN und POHL). Auf den Vorwurf von E. MAYER, ich hätte die Tatsache des *normalen* Vorkommens des Enterokokkus im Darm bei der Beurteilung seiner ätiologischen Bedeutung nicht genügend berücksichtigt, komme ich später zurück.

Um hier zu einer größeren Klarheit zu kommen, glaubte ich auf Grund meiner früheren Untersuchungsergebnisse auf den Nachweis bestimmter Mikroorganismen in den *Primärinfekten* bzw. in den *Frühstadien* besonderen Wert legen zu müssen. Da es nicht ganz leicht ist, ganz frühe

Primärinfekte zur Untersuchung zu bekommen, mußte ich mich bei meiner ersten Veröffentlichung mit dem Hinweis begnügen, daß sich in dem Leukocytenpfropf des Primärinfektes nur feine grampositive Diplokokken und feine grampositive, leicht gebogene, an Diphtheriebacillen erinnernde Stäbchen gefunden hätten. Dagegen fehlten in dem Leukocytenpfropf alle gewöhnlichen Kotbacillen, besonders die gramnegativen Kolibacillen und die plumpen Formen der Gasödemerreger. Für die pathogene Natur der Diplokokken und feinen Stäbchen sprach nicht nur ihr *alleiniges* Vorkommen innerhalb des Leukocytenpfropfes, sondern vor allem der Umstand, daß sie so gut wie sämtlich von den Leukocyten phagocytiert waren. Damit war es zum erstenmal wahrscheinlich gemacht, daß Diplokokken, vielleicht auch grampositive Stäbchen die Erreger des Primärinfektes, d. h. des Anfangsstadiums der akuten Appendicitis sind oder sein können. Wenn bei Untersuchungen späterer Stadien der Appendicitis andere Mikroorganismen gefunden oder gezüchtet wurden, so konnte es sich sehr wohl um Sekundärinfektionen handeln, die den Ablauf des Anfalls zu modifizieren und zu komplizieren in der Lage waren, aber mit der Auslösung des Anfalles nichts zu tun hatten. Ohne die vorausgegangene Tätigkeit der Diplokokken und etwa der feinen Stäbchen war meiner Meinung nach eine Beteiligung der sog. Kotbakterien an dem appendicitischen Prozeß ausgeschlossen. Eine primäre Appendicitis, durch Kotbakterien hervorgerufen, erschien unwahrscheinlich. Dieser meiner damals geäußerten Auffassung haben sich auch HILGERMANN und POHL auf Grund ihrer Untersuchung angeschlossen. Wenn ich auch an der Richtigkeit ihrer bakteriologischen Untersuchungen einen gewissen Zweifel nicht unterdrücken kann, so stimme ich in den bakterioskopischen Befunden über die Phagocytose der streptokokkenähnlichen Mikroorganismen und den daraus gezogenen Schlüssen weitgehend mit ihnen überein. Es ist schwer zu verstehen, wie die Lehre von der ätiologischen Bedeutung der Kotbakterien als Auslöser des appendicitischen Prozesses noch immer das Feld behaupten kann, obwohl gar keine dafür beweisenden Untersuchungen vorliegen. Alle positiven Befunde von sog. Kotbakterien beziehen sich immer auf bereits vorgeschrittene Fälle von Appendicitis oder berücksichtigen nicht die Unterschiede zwischen dem eigentlichen Entzündungsherd und dem übrigen Wurmfortsatz und scheiden deswegen für unsere Frage aus.

Selbstverständlich behalten diese Untersuchungen insbesondere diejenigen über die Anaerobier, wie sie von WEINBERG und seinen Mitarbeitern sowie neuerdings von LÖHR und RASSFELD[1] im ZEISSLERschen Institut ausgeführt worden sind, ihren besonderen Wert, zumal für die Komplikationsformen der Appendicitis. Auf die große Schwierigkeit der Isolierung, Züchtung und Identifizierung dieser Anaerobier im gesunden

[1] LÖHR, W.: Die Bedeutung der anaeroben Bacillen als Infektionserreger in den Bauchorganen usw. Erg. Hyg. **10**, 519 (1929).

und kranken Wurmfortsatz hat LÖHR eindringlich hingewiesen. Es ist auch sehr wohl möglich, daß diese Anaerobier für die wechselnde Besiedlung des Wurmfortsatzes mit anderen, nicht anaeroben Bakterien, unter denen sich auch die eigentlichen Erreger der Appendicitis finden, eine Rolle spielen. Darauf wird später noch kurz einzugehen sein. Bis jetzt ist aber eine solche begünstigende Rolle nicht erwiesen. Wir werden uns daher bei den nachfolgenden Untersuchungen auf die *eigentlichen Erreger der Appendicitis* in den Frühstadien derselben zu beschränken haben, und die Erreger sekundärer oder komplizierender Prozesse, an denen zweiffellos auch die Anaerobier beteiligt sind, außer acht lassen. Ohne die eigentlichen Erreger der Appendicitis bedeuten die Anaerobier nichts. Der einzige Autor, welcher systematisch Frühfälle berücksichtigt und dabei neben den Züchtungsmethoden auch in den Schnitten auf Bakterien untersucht hat, ist SHIELDS WARREN [1]. Seine Ergebnisse stimmen aber weder mit den sorgfältigen Untersuchungen der verschiedenen zuletzt genannten Autoren, noch mit unseren eigenen Befunden überein. Da der Autor auch keine genaue Beschreibung der gefundenen Streptokokken gibt, ist es nicht leicht, kritisch Stellung zu nehmen. Die Behauptung WARRENS, daß das Bac. coli wegen seines besonders häufigen Vorkommens als der Erreger angesprochen werden muß, schwebt ganz in der Luft. Da auch jede genaue Beschreibung der Bakterienbefunde in den Schnitten fehlt, ist die ganze Mitteilung unzureichend.

1. Bakterioskopische Ausstriche aus akut entzündeten Wurmfortsätzen.

Gehe ich zunächst auf die bakterioskopischen Untersuchungen ein, so möchte ich an erster Stelle über die Ausstrichpräparate aus der Lichtung akut entzündeter Wurmfortsätze berichten (s. Tabelle 1).

Die Wurmfortsätze wurden alsbald nach ihrer Exstirpation und Verbringung in das pathologische Institut äußerlich jodiert und dann durch aseptische Einschnitte proximal, medial und distal eröffnet. Aus jedem Einschnitt wurde etwas Material zur bakteriologischen Kultur und etwas Material zum Ausstrichpräparat entnommen. In gleicher Weise haben bereits WEINBERG und seine Mitarbeiter sowie HILGERMANN und POHL ihr Material bearbeitet, eine Methode, die ich nach meinen Erfahrungen über die Bakterioskopie an Leichen als besonders wertvoll bezeichnen muß. Ich habe darüber kurz in der Festschrift für UHLENHUTH berichtet, und dabei hervorgehoben, welche Bedeutung die Bakterioskopie für die Pathologie besitzt. WEINBERG und seine Mitarbeiter berichten leider nur sehr kurz über ihre bakterioskopischen Befunde. HILGERMANN und POHL stellen bereits fest, daß in den eitrigen Exsudaten die als Erreger angesprochenen Mikroorganismen innerhalb der Zellen und zwischen

[1] WARREN, SHIELDS: The etiology of acute appendicitis. Amer. J. Path. **1925 I, 241.**

Tabelle 1. **Bakterioskopische Ausstriche**

Lfd. Nr.	Journal-Nr. Datum	Alter	Geschlecht	Klinische Diagnose	Dauer des Anfalls	Pathologisch-anatomische Diagnose
1	2588 17. XII. 28	37 J.	m.	Appendicitis acuta	10 Stunden	Appendicitis phlegmonosa
2	88 12. I. 29	19 J.	m.	Appendicitis acuta	24 Stunden	Appendicitis phlegmonosa ulcerosa
3	293 5. II. 29	20 J.	m.	Appendicitis acuta		Appendicitis phlegmonosa ulcerosa
4	306 6. II.2 9	48 J.	m.	Appendicitis acuta	Etwa 12 bis 18 Stunden	Appendicitis phlegmonosa
5	337 8. II. 29	17 J.	m.	Akute Appendicitis	36 Stunden	Appendicitis phlegmonosa ulcerosa
6	345 9. II. 29	24 J.		Akute Appendicitis	12 Stunden	Appendicitis necroticans
7	344 10. II. 29	20 J.	m.	Akute Appendicitis	24 Stunden	Appendicitis phlegmonosa ulcerosa

aus akut entzündeten Wurmfortsätzen.

Leukocyten im Ausstrich gefunden?	Art der phagocytierten Mikroorganismen	Art der nichtphagocytierten Mikroorganismen
ja	In den Leukocyten feine positive[1] kürzere und längere Stäbchen, aber keine Diplokokken	Sehr viel positive feine Stäbchen, kurz und lang und gebogen, sowie positive Diplokokken, auch vereinzelte Fäden und plumpe Stäbchen, besonders proximal, wo keine Phagocytose mehr besteht. Hier auch negative[1] Stäbchen, keine Kotflora
ja	In den Leukocyten feine positive Stäbchen und feine positive Diplokokken, auch feine positive gebogene Stäbchen. Selten kurze, negative Stäbchen wie Koli und negative Kokken (s. Abb. 10)	Proximalwärts nimmt die Phagocytose ab. Das distal phagocytierte Bakteriengemisch findet sich proximal zwischen den Leukocyten. Keine Kotflora
ja	Distal und medial gar keine Mikroorganismen, erst proximal Phagocytose von feinen positiven Diplokokken	Proximal vereinzelt negative Stäbchen. Keine Kotflora
ja	Distal in den Leukocyten sehr spärliche grampositive Kokken, daneben auch gramnegative, feinere und dickere Stäbchen. Im medialen Abschnitt nur gramnegative Stäbchen phagocytiert. Im proximalen Abschnitt gar keine Phagocytose	Überall, besonders proximal, auch freiliegend zwischen den Leukocyten feine positive kurze Stäbchen, feine positive gebogene, längere Stäbchen, feine positive Kokken. Negative feine und gröbere Stäbchen. Keine Kotflora
ja	Distal keine sichere Phagocytose nachweisbar, wohl aber proximal, feine positive Kokken und negative Stäbchen in den Leukocyten, selten positive Stäbchen und positive kleinere Kokken (Abb. 11)	Distal zwischen den Leukocyten ungeheure Mengen allerfeinster positiver Diplokokken, feiner positiver Stäbchen, vereinzelter positiver plumper Kokken. So gut wie gar keine negativen Mikroorganismen. Proximalwärts etwas mehr negative Stäbchen. Keine Kotflora
ja	Vereinzelt feine streptothrixähnliche Fäden phagocytiert	Massenhaft feine gebogene, positive Stäbchen(streptothrixähnlich), ganz spärlich positive Kokken, vereinzelt negative Stäbchen. Keine Kotflora
ja	Vereinzelte Phagocytose von feinen positiven Kokken, seltener von feinen gebogenen positiven Stäbchen. Keine Phagocytose negativer Bakterien. Proximalwärts scheint die Phagocytose reichlicher zu sein	Überall zwischen den Leukocyten massenhaft positive feine Diplokokken und positive, feine, gebogene Stäbchen. Auch spärlich negative Stäbchen. Keine Kotflora

[1] Positiv = Grampositiv, Negativ = Gramnegativ.

Lfd. Nr.	Journal-Nr. Datum	Alter	Geschlecht	Klinische Diagnose	Dauer des Anfalls	Pathologisch-anatomische Diagnose
8	354 12. II. 29	27 J.	m.	Appendicitis acuta	seit 3 Tagen	Appendicitis phlegmonosa
9	355 12. II. 29	8 J.	w.	Appendicitis acuta	48 Stunden	Appendicitis necroticans
10	387 15. II. 29	26 J.	m.	Akute Appendicitis	24 Stunden	Appendicitis phlegmonosa ulcerosa mit Perforation
11	385 15. II. 29	21 J.	w.	Akute Appendicitis	24 Stunden	Abklingende Appendicitis acuta
12	408 19. II. 29	7 J.	m.	Akute Appendicitis	Wenige Stunden	Appendicitis phlegmonosa ulcerosa
13	406 19. II. 29	14 J.	m.	Akute Appendicitis mit Absceß	2 Tage	Appendicitis perforans

Leukocyten im Ausstrich gefunden?	Art der phagocytierten Mikroorganismen	Art der nichtphagocytierten Mikroorganismen
ja	In den sehr reichlich vorhandenen Leukocyten nur selten Phagocytose von feinen positiven Diplokokken. Noch seltener von feinen positiven gebogenen Stäbchen oder gar von negativen Stäbchen. Medialwärts nimmt die Phagocytose deutlich zu, um proximalwärts wieder abzuklingen. Hier treten auch feinste negative Stäbchen in den Leukocyten auf	Dasselbe Bakteriengemisch wie phagocytiert auch frei zwischen den Leukocyten. Keine Kotflora
ja	In den Leukocyten positive feine Diplokokken, aber auch positive feine gebogene Stäbchen und besonders proximalwärts auch feine negative Stäbchen. Ganz selten auch plumpe Diplokokken in den Leukocyten. Alle verschiedenen Mikroben finden sich gelegentlich in ein und demselben Leukocyten (Abb. 17)	Ähnliches Bakteriengemisch wie phagocytiert auch frei zwischen den Leukocyten. Keine Kotflora
ja	In den Leukocyten positive Diplokokken und noch mehr positive feine gebogene Stäbchen. Proximalwärts werden in den Leukocyten vorwiegend negative kürzere und längere Stäbchen neben positiven feinen gebogenen Stäbchen gefunden. Die positiven Diplokokken sind geschwunden	Überall zwischen den Leukocyten dasselbe Bakteriengemisch, ziemlich gleichartig in allen Abschnitten. Keine Kotflora
ja	In den Leukocyten deutliche gramnegative feine Stäbchen, oft in sehr großer Zahl. Medialwärts wird das noch deutlicher, läßt proximal etwas nach. Positive Mikroorganismen werden überhaupt nicht gefunden	Überall zwischen den Leukocyten die gleichen feinen gramnegativen Stäbchen, ganz spärlich positive Stäbchen. Fast Reinkultur gramnegativer Stäbchen. Keine Kotflora
ja	In den Leukocyten reichliche positive feine und gröbere Diplokokken und positive feine gebogene Stäbchen, keine negativen Bakterien (Abb. 13), medial ebenfalls deutliche Phagocytose. Hier sind die Bakterien in den Leukocyten besser gefärbt. Proximal läßt die Phagocytose nach	Überall zwischen den Leukocyten reichlich positive zarte und plumpere Diplokokken, proximalwärts treten auch negative Stäbchen auf. Keine Kotflora
ja	In den Leukocyten vereinzelte positive feine und kräftigere, oft lanzettförmig gestaltete Diplokokken, sonst nichts. (In der Züchtung Reinkultur von Pneumokokken)	Keine freien Mikroorganismen. Keine Kotflora

Lfd. Nr.	Journal-Nr. Datum	Alter	Geschlecht	Klinische Diagnose	Dauer des Anfalls	Pathologisch-anatomische Diagnose
14	407 19. II. 29	14 J.	m.	Akute Appendicitis	48 Stunden	Appendicitis phlegmonosa ulcerosa
15	409 18. II. 29	19 J.	w.	Letzte Woche leichte Grippe. Akute Beschwerden	24 Stunden	Appendicitis phlegmonosa ulcerosa
16	439 21. II. 29	$9^1/_2$ J.	m.	Akute Appendicitis mit Perforation	24 Stunden	Appendicitis phlegmonosa ulcerosa
17	451 22. II. 29	15 J.	m.	Appendicitis mit Perforation	48 Stunden	Appendicitis perforans
18	466 25. II. 29	5 J.	m.	Appendicitis mit Perforation	36 Stunden	Appendicitis phlegmonosa ulcerosa perforans
19	538 5. III. 29	16 J.	w.	Akute Appendicitis	24 Stunden	Appendicitis phlegmonosa
20	553 6. III. 29	7 J.	w.	Akute Appendicitis	24 Stunden	Appendicitis phlegmonosa
21	555 8. III. 29	38 J.	m.	Akute Appendicitis	24 Stunden	Appendicitis phlegmonosa

Leukocyten im Ausstrich gefunden?	Art der phagocytierten Mikroorganismen	Art der nichtphagocytierten Mikroorganismen
ja	Trotz sehr reichlich vorhandener Leukocyten nur spärliche Phagocytose positiver feiner Diplokokken	Distal ungeheure Mengen positiver feiner Diplokokken und feiner, vereinzelt auch dickerer Stäbchen zwischen den Leukocyten. Medial- und proximalwärts reichliches Auftreten gramnegativer feiner Stäbchen wie Influenzabacillen aussehend. Keine Kotflora
ja	Keine Phagocytose	Bakteriengemisch zwischen den Leukocyten, positive Kokken und Stäbchen. Negative Kokken und Stäbchen. Oft etwas dickere Formen. Keine Kotflora
ja	Trotz reichlicher Leukocyten keine Phagocytose, nur proximal zweifelhafte Phagocytose	Überall zwischen den Leukocyten reichlich positive feine Kokken und Stäbchen aber ebenso negative Kokken und Stäbchen. Keine Kotflora
ja	Distal keine Phagocytose der Leukocyten. Aber medial Phagocytose nur feinerer negativer Stäbchen, vereinzelt auch von positiven Kokken und Stäbchen	Distal fast gar keine Mikroben. Medial viele Bakterien gleicher Art, wie in den Leukocyten auch zwischen den Leukocyten. Keine Kotflora
ja	Keine sichere Phagocytose	Zwischen den Leukocyten feine negative Stäbchen, an Zahl zurücktretend, auch positive Diplokokken und feine gebogene positive Stäbchen. Keine Kotflora
ja	In den Leukocyten viele feine positive Stäbchen, weniger Diplokokken, ganz spärlich auch gramnegative Stäbchen wie Koli. Medial und proximal keine Leukocyten	Distal positive Stäbchen und Kokken, vereinzelt auch Koli und influenzaähnliche negative Stäbchen zwischen den Leukocyten. Medial und proximal starke Zunahme der negativen Stäbchen. Auch negative Diplokokken, aber keine Gasödembacillen. Keine richtige Kotflora
nein		Massenhaft feine positive Diplokokken im Inhalt und Stäbchen, auch etwas dickere Stäbchen und Kokken, ganz feine negative Stäbchen. Keine Kotflora
spärliche Leukocyten	In den Leukocyten feine positive Diplokokken, spärliche feine, positive Stäbchen, ganz selten auch negative koliähnliche Stäbchen, medial viel schwächere Phagocytose, distal wieder stärker, hier aber dickere positive Stäbchen und negative Stäbchen betreff. (Abb. 14)	Zwischen den Leukocyten so gut wie keine Bakterien. Keine Kotflora

Lfd. Nr.	Journal-Nr. Datum	Alter	Geschlecht	Klinische Diagnose	Dauer des Anfalls	Pathologisch-anatomische Diagnose
22	593 11. III. 29	37 J.	w.	Akute Appendicitis	36 Stunden	Appendicitis phlegmonosa
23	612 13. III. 29	19 J.	m.	Akute Appendicitis	Einige Tage konservative Behandlung	Appendicitis phlegmonosa ulcerosa
24	630 14. III. 29	19 J.	w.	Akute Appendicitis	48 Stunden	Appendicitis phlegmonosa ulcerosa
25	641 14. III. 29	10 J.	m.	Akute Appendicitis	72 Stunden	Appendicitis phlegmonosa ulcerosa
26	652 16. III. 29	6 J.	w.	Akute Appendicitis	24 Stunden	Appendicitis fugax
27	651 16. III. 29	11 J.	m.	Akute Appendicitis	Seit dem Morgen Beschwerden	Appendicitis phlegmonosa
28	669 18. III. 29	29 J.	w.	Appendicitis mit Perforation	Seit 3 Tagen	Appendicitis phlegmonosa ulcerosa
29	668 18. III. 29	15 J.	m.	Akute Appendicitis		Appendicitis phlegmonosa
30	670 18. III. 29	19 J.	m.	Akute Appendicitis	Seit gestern Mittag typische Druckschmerzen	Appendicitis fugax

Leukocyten im Ausstrich gefunden	Art der phagocytierten Mikroorganismen	Art der nichtphagocytierten Mikroorganismen
ja	Spärliche Phagocytose feiner positiver Diplokokken, ganz vereinzelt auch positiver Stäbchen. Medialwärts tritt die Phagocytose der positiven Diplokokken deutlicher hervor. Hier auch negative koliähnliche Bakterien in den Leukocyten. Positive Stäbchen dagegen nicht mehr zu finden	Zwischen den Leukocyten so gut wie keine Mikroorganismen. Keine Kotflora
nein		Kotflora
ja	In den Leukocyten gramnegative koliähnliche Bakterien, keine positiven Bakterien (Abb. 18)	Auch zwischen den Leukocyten nur gramnegative Bacillen (Reinkultur von Koli gezüchtet). Keine Kotflora
ja	Distal spärliche Phagocytose von positiven feinen Diplokokken und allerfeinsten negativen Stäbchen	Überall zwischen den Leukocyten Unmengen von positiven gebogenen Stäbchen und allerfeinsten negativen Stäbchen. Proximal auch negative koliähnliche Stäbchen. Keine Kotflora
ja	Distal schlecht nachweisbare, medial sehr deutliche Phagocytose ganz feiner positiver Diplokokken (Abb. 12) mit Übergängen zu Streptokokken. Proximal abnehmende Phagocytose	Zwischen den Leukocyten, besonders medial, so gut wie nur Diplostreptokokken. Gezüchtet Reinkultur von Streptokokken. Keine Kotflora
ja	In den Leukocyten ganz feine positive Diplokokken und feine kurze und längere Stäbchen, aber auch feinste und etwas gröbere negative Bakterien. Letztere oft in der Überzahl, besonders medial	Zwischen den Leukocyten dieselben Mikroorganismen, aber auch dickere positive Stäbchen, doch keine typische Kotflora
ja	Keine Phagocytose	Im Inhalt feine positive Diplokokken, kurze positive Stäbchen, negative koliähnliche Bakterien. Keine Gasödembacillen. Proximalwärts nehmen die grampositiven Mikroorganismen zu, die negativen ab
nein		Kotflora
nein		Vorwiegend kurze, negative plumpe Stäbchen. Feine, zarte positive gebogene Stäbchen und Diplokokken. Gasödembacillen fehlen. Keine rechte Kotflora

Lfd. Nr.	Journal-Nr. Datum	Alter	Geschlecht	Klinische Diagnose	Dauer des Anfalls	Pathologisch-anatomische Diagnose
31	679 19. III. 29	28 J.	m.	Akute Appendicitis	Seit gestern Schmerzen	Appendicitis phlegmonosa
32	680 19. III. 29	36 J.	m.	Akute Appendicitis	Seit 2 Tagen ziehende Schmerzen	Appendicitis phlegmonosa ulcerosa
33	717 28. III. 29	7 J.	m.	Akute Appendicitis	Beginn vor 3 Tagen	Appendicitis phlegmonosa ulcerosa necroticans
34	745	18 J.	w.	Subakute Appendicitis	Beginn vor 8 Tagen	Appendicitis phlegmonosa recurrens

denselben gelegen sind, sog. Fäulnisbakterien finden sich nur vereinzelt. Leider fehlen in der eingehenden Darstellung gerade über einen wichtigen Punkt, nämlich über die Phagocytose der verschiedenen Mikroorganismen, genauere Einzelheiten. Ferner ist es mir ein Rätsel, wie die Verfasser Pneumokokken, Streptokokken, Enterokokken, Milchstreptokokken, Diphtheriebacillen schon im *Abstrich* mit Sicherheit haben voneinander trennen können. Wir waren bei unseren eigenen Untersuchungen dazu nicht in der Lage.

Unter den oben berichteten 34 untersuchten Fällen fanden sich 5mal (20, 23, 29, 30, 33) keine Leukocyten. Das könnte in Rücksicht auf die Tatsache, daß die histologische Untersuchung in allen Fällen eine akute Appendicitis sichergestellt hat, überraschen. Wir wissen aber, wie spärlich oft der Eiter in ganz frisch entzündeten Wurmfortsätzen bei enger Lichtung sein kann. Dann entgeht er der Untersuchung. Wenigstens in den Fällen, wo auf eine völlige Eröffnung der Lichtung in der ganzen Ausdehnung des Wurmfortsatzes im Interesse späterer histologischer Untersuchungen, die an den noch geschlossenen Teilen des Wurmfortsatzes an Querschnittsbildern ausgeführt werden müssen, verzichtet wird. In 5 weiteren Fällen (15, 16, 18, 28, 32) ließ sich keine Phagocytose nachweisen. Bedenkt man, wie schwer in anderen Fällen die Phagocytose nachgewiesen werden konnte, so nimmt es nicht wunder, daß das Suchen gelegentlich vergeblich ist. Man muß als wahrscheinlich annehmen, daß

Leukocyten im Ausstrich gefunden?	Art der phagocytierten Mikroorganismen	Art der nichtphagocytierten Mikroorganismen
ja	Distal obliteriert, medial ganz selten positive Diplokokken in den Leukocyten (Abb. 15). Weiter proximal ist die Phagocytose deutlicher und erstreckt sich auch auf positive Bakterien, besonders viel negative feine Stäbchen (Abb. 16)	Gar keine Mikroorganismen zwischen den Leukocyten. Keine Kotflora
ja	Keine Phagocytose	Große Mengen positiver Diplokokken und zarter Stäbchen. Geringere Mengen von negativen Bakterien. Keine Kotflora
nein		Sehr dichtes Bakteriengemisch von feinen positiven und negativen Kokken und Stäbchen. Dazwischen auffallend viel Streptokokken. Keine Kotflora
ja	Nur Phagocytose von negativen Stäbchen wie Koli (Abb. 19)	Nur negative koliähnliche Bakterien zwischen den Leukocyten. Reinkultur von Koli gezüchtet. Keine Kotflora

die Erreger, vor allem die feinen Diplostreptokokken sehr schnell in den Leukocyten absterben. Darauf weist die oft schlechte Färbbarkeit dieser Mikroorganismen in den Leukocyten hin. Noch mehr der Umstand, daß man gelegentlich distal mit zunehmender Anhäufung von Eiterzellen überhaupt keine oder kaum noch phagocytierte Mikroorganismen findet, während die Phagocytose medial oder gar proximal noch gut nachweisbar ist (Fälle 4, 7, 8, 17, 22, 26). Jedenfalls ist in etwa 30% der Fälle die Untersuchung negativ verlaufen.

Unter den verbleibenden 24 Fällen mit positiver Phagocytose wurden in 20 derselben, allein oder mit anderen gemischt, grampositive Diplokokken (2, 3, 4, 5, 6, 7, 8, 9, 10, 12, 13, 14, 17, 19, 21, 22, 25, 26, 27, 31) (Abb. 10 und 11), in 13 Fällen, allein oder mit anderen gemischt, grampositive Stäbchen (1, 2, 5, 7, 8, 9, 10, 12, 17, 21, 22, 27, 31) in 16 Fällen, allein oder mit anderen gemischt, gramnegative Stäbchen (2, 4, 5, 8, 9, 10, 11, 17, 19, 21, 22, 24, 25, 27, 31, 34) gefunden. Man könnte zunächst daraus schließen, daß alle 3 Bakterienarten etwa gleich stark als Erreger in Betracht kommen. Ordnet man sie aber nach der Häufigkeit des alleinigen Vorkommens *im distalen Abschnitt,* so verschiebt sich das Bild sehr. Hier wurden die Diplokokken allein, sozusagen in Reinkultur gefunden in 6 Fällen (3, 6, 8, 13, 14, 16) (s. Abb. 12). Gelegentlich waren die Diplokokken innerhalb der Leukocyten medial besser erhalten als distal. Grampositive Kokken und grampositive Stäbchen

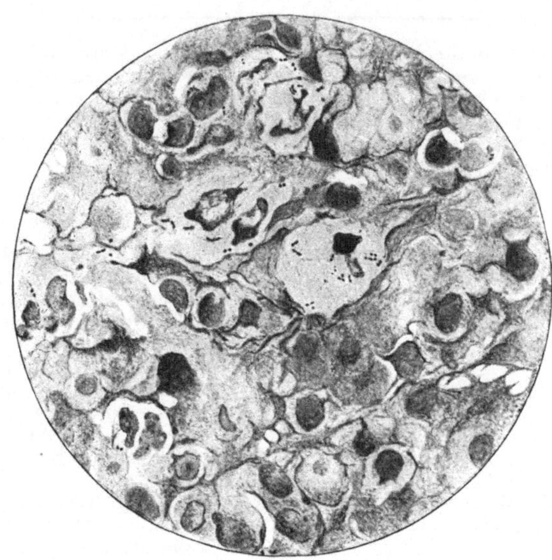

Abb. 10. J.-Nr. 88/29. Appendix distal. 24 stündiger Anfall. Grampositive Diplokokken und Stäbchen in den Leukocyten. Zeichen des Zerfalls der Bakterien.

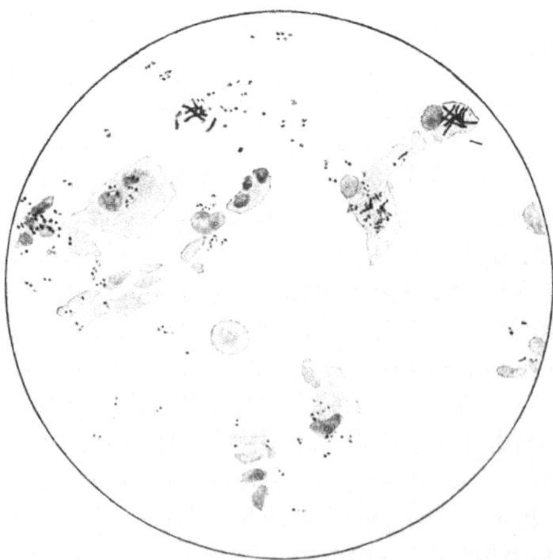

Abb. 11. J.-Nr. 337/29. Appendix proximal. Phagocytose grampositiver Diplokokken und feiner Stäbchen. 36stündiger Anfall.

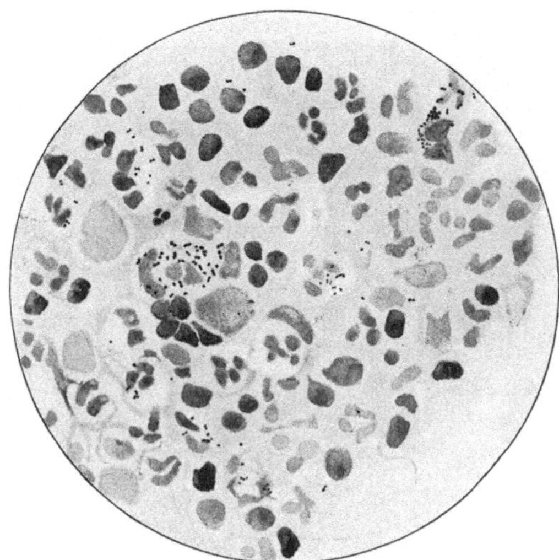

Abb. 12. J.-Nr. 652/29. Appendix medial. Phagocytose grampositiver Diplokokken. Abklingender akuter Anfall.

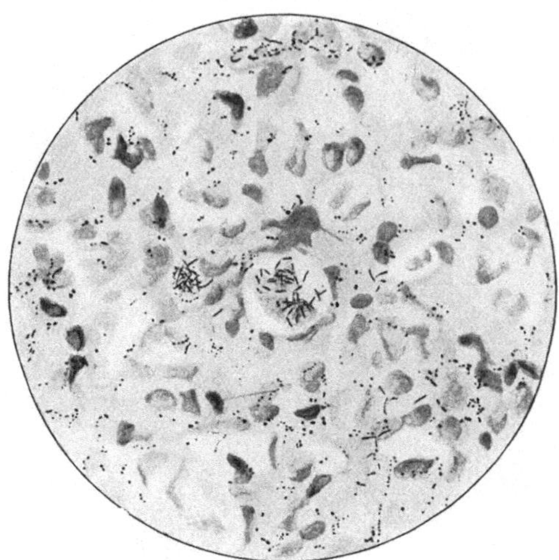

Abb. 13. J.-Nr. 408/29. Appendix distal. Phagocytose grampositiver Diplokokken und feiner gebogener Stäbchen. Akuter Anfall.

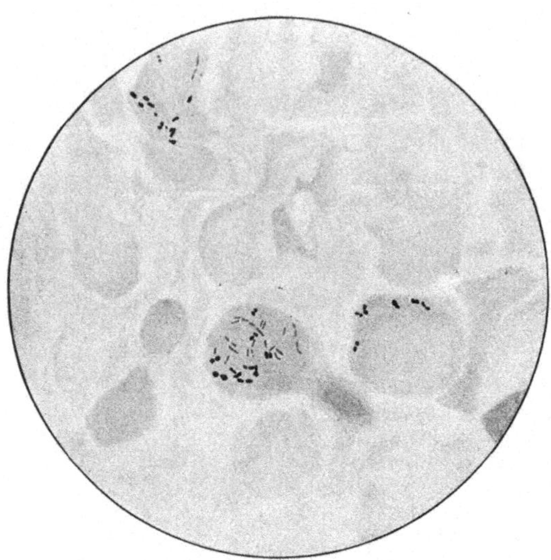

Abb. 14. J.-Nr. 355/29. Appendix proximal. Phagocytose grampositiver Diplokokken und grampositiver Stäbchen. 48 stündiger Anfall.

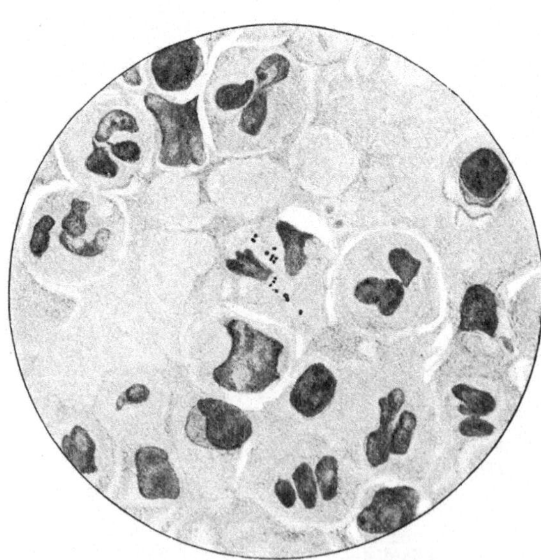

Abb. 15. J.-Nr. 679/29. Appendix medial. Spärliche Phagocytose von grampositiven Diplokokken. Etwa 24 stündiger Anfall.

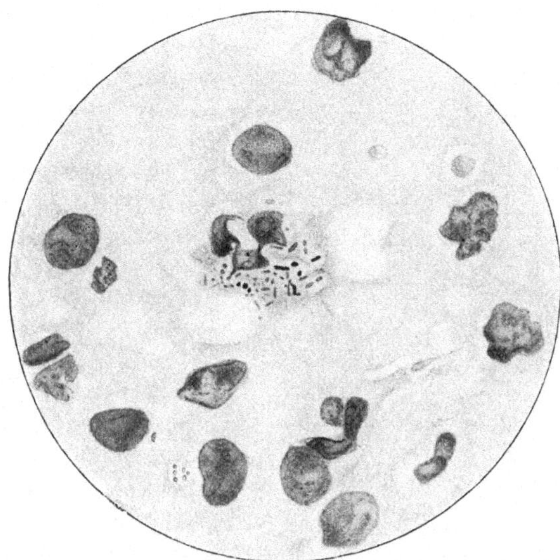

Abb. 16. J.-Nr. 679/29. Dieselbe Appendix wie Abb. 15, aber proximal. Phagocytose grampositiver Diplokokken und gramnegativer Stäbchen.

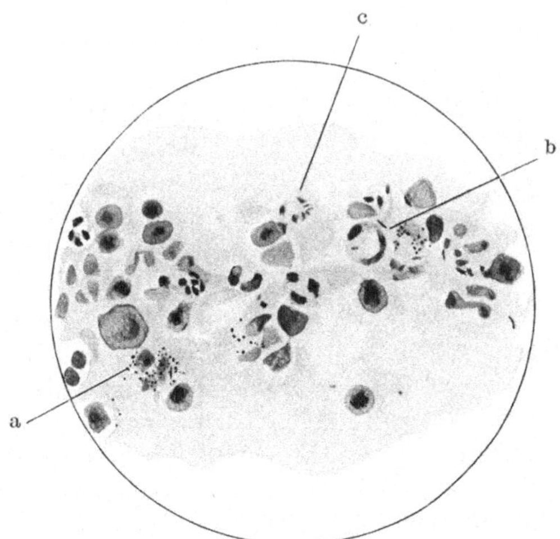

Abb. 17. J.-Nr. 555/29. Appendix distal. Dauer des Anfalls unbekannt. Deutliche Phagocytose grampositiver Diplokokken a und Stäbchen b und ganz vereinzelt auch gramnegativer Stäbchen c.

fanden sich distal in 7 Fällen (4, 7, 9, 10, 12, 17, 22) (Abb. 13), grampositive Kokken und gramnegative Bacillen nur in 3 Fällen (5, 17, 25). Umgekehrt fanden sich im medialen und proximalen Abschnitt gramnegative Bakterien auch in solchen Fällen, wo sie distal vermißt worden waren (8, 9, 10, 17, 22) (Abb. 14). Zweifellos nahm die Phagocytose positiver Diplokokken proximalwärts ab, diejenige gramnegativer Stäbchen zu (31) (Abb. 15 und 16). Auch trat die Phagocytose der gramnegativen Stäbchen, von bestimmten Fällen abgesehen, gegenüber derjenigen von grampositiven Diplokokken und grampositiven Stäbchen innerhalb der einzelnen Leukocyten ganz zurück (2, 8, 19, 21, 22) (Abb. 17). So bleiben gegenüber den 16 Fällen mit alleiniger oder fast ausschließlicher Phagocytose grampositiver Mikroorganismen im distalen Abschnitt (70%) nur 4 Fälle mit vorwiegender oder alleiniger Phagocytose gramnegativer Bacillen im gleichen Abschnitt (4, 11, 24, 34), d. h. 12% (Abb. 18 und 19) übrig. Man kann aus alledem nur den Schluß ziehen, daß dort, wo in der Regel die entzündliche Reizung einsetzt, nämlich im distalen Abschnitt, die Phagocytose der grampositiven Diplokokken das Beherrschende ist. Nur in jedem zweiten Falle finden sich auch grampositive Stäbchen, noch viel seltener gramnegative Stäbchen mitphagocytiert. Eine alleinige Phagocytose gramnegativer Stäbchen im distalen Abschnitt ist jedenfalls eine Ausnahme. Die Möglichkeit besteht, daß auch in diesen Fällen ursprünglich grampositive Mikroorganismen, wahrscheinlich

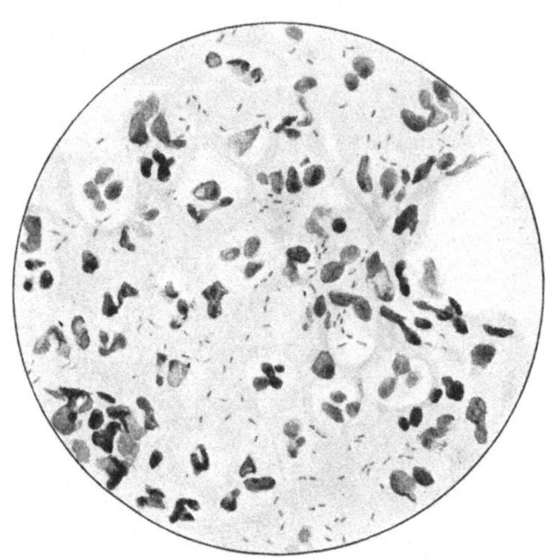

Abb. 18. J.-Nr. 630/29. Appendix distal. Phagocytose gramnegativer Stäbchen, die aber größtenteils frei zwischen den Zellen liegen. 48 stünd. Anfall.

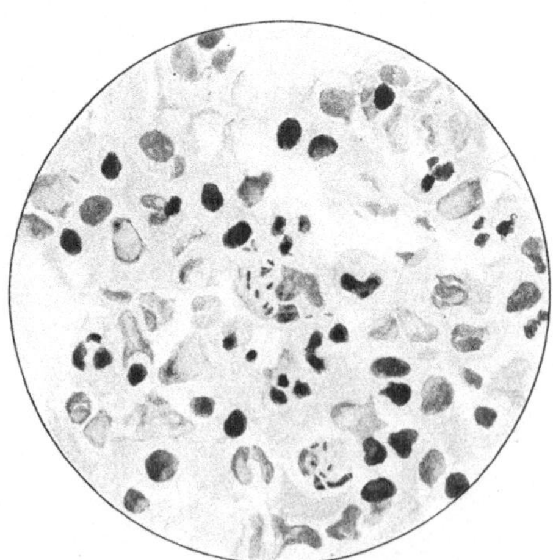

Abb. 19. J.-Nr. 745/29. Appendix distal. Akutes Rezidiv. Phagocytose von ausschließlich gramnegativen Stäbchen.

Diplokokken, den ganzen Prozeß eingeleitet haben, daß dann aber nach Absterben derselben die gramnegativen Mikroorganismen übrig geblieben sind.

Welchen Schluß darf man nun aus diesen Phagocytosebildern ziehen? Da wir gewohnt sind, bei der Pneumonie, der Gonorrhöe, der Furunculose usw. in den phagocytierten Mikroorganismen auch die Erreger zu sehen, so dürfen wir wohl folgern, daß auch hier bei der Appendicitis die phagocytiert gefundenen Bakterien die Erreger sind. Dieser Auffassung haben sich auch Hilgermann und Pohl angeschlossen. Ist dieser Schluß erlaubt, so ergibt sich ohne weiteres, daß als Haupterreger nur ein grampositiver Diplokokkus in Frage kommt. Welche Rolle die beiden anderen Mikroorganismen spielen, ist schwer zu sagen. Will man auch ihnen eine ätiologische Bedeutung zuschieben, so muß man, auf Grund der Bakterioskopie allein, den grampositiven Stäbchen die zweitwichtigste, den gramnegativen Bakterien die drittwichtigste Rolle zusprechen. Es war die Regel, daß die gramnegativen Stäbchen an Zahl sehr stark hinter den grampositiven Einschlüssen zurückblieben. Die feinen gramnegativen Stäbchen, welche den Influenzabacillen vergleichbar waren (s. unten), haben wir nie als einzige Mikroorganismen gefunden, sondern immer neben grampositiven Diplokokken. Doch konnten sie gelegentlich, zumal innerhalb eines Leukocyten, die Diplokokken an Zahl überwiegen. Man muß aber bedenken, daß nach Einleitung der Phagocytose der grampositiven Diplokokken auch ein Mitphagocytiertwerden der im Gemisch vorhandenen grampositiven Stäbchen und gramnegativen Stäbchen erfolgen kann, ohne daß deswegen diesen Mikroorganismen die Rolle als *auslösender* Erreger zugeschrieben werden müßte. So nimmt es nicht wunder, daß in ganz seltenen Fällen auch irgendwelche andere Organismen, z. B. plumpe Bacillen phagocytiert gefunden werden. Daß das Ausbleiben oder nur sehr seltene Vorkommen einer Phagocytose solcher Mikroorganismen nicht an dem Fehlen derselben liegt, beweisen alle die Fälle, wo neben den phagocytierten grampositiven Kokken bzw. Stäbchen, andersartige, nichtphagocytierte Bakterien in reichlicher Menge freiliegend zwischen den Leukocyten zu finden sind. Daraus geht klar hervor, daß der Vorgang der Phagocytose nicht ein wahlloser, zufälliger ist, welcher nichts anderes bedeutet, als eine Berührungsfolge zwischen einem beliebigen Mikroorganismus und der Oberfläche eines Leukocyten, sondern daß es sich um *spezifische* Verdauungsvorgänge handelt, welche gelegentlich mit *nichtspezifischen* Vorgängen der Bakterienaufnahme verbunden sein können.

Natürlich kann man für *alle* phagocytiert gefundenen Arten von Mikroorganismen die Spezifität des Vorganges behaupten. Man wird also auch dort, wo man nur gramnegative Stäbchen, sozusagen in Reinkultur, gefunden hat, sagen können, daß *diese* von Anfang an den Vorgang beherrscht und die ganze Appendicitis ausgelöst haben. Welche Auffassung die richtige ist, ob die eines nichtspezifischen Mitphagocytiertwerdens oder einer in allen Fällen spezifischen Phagocytose läßt sich vorläufig nicht entscheiden. Verschiedene oben gemachte Überlegungen sprechen aber dafür, daß nur die Phagocytose der grampositiven Diplokokken etwas Spezifisches, die Phagocytose der anderen Mikroorganismen etwas Unspezifisches ist. Sicher muß man zugeben, daß unter dem Einfluß virulent gewordener grampositiver Diplokokken noch andere Mikroorganismen, welche sich neben den Diplokokken in der Lichtung des Wurmfortsatzes befinden, angriffslustig werden können, und sich als sog. Misch- oder Nachinfektion an der Auslösung der entzündlichen Prozesse beteiligen.

Daß bestimmte Infektionen den Boden für andersartige Infektionen bereiten können, ist uns längst bekannt. Ich erinnere nur an den Influenzaerreger und die Streptokokken der Grippe, an den Erreger des Gelenkrheumatismus und den Streptococcus viridans. Noch ein letztes ist wichtig: man spricht in der Literatur so oft von den Anaerobiern, als den Erregern der Appendicitis. Auf die sorgfältigen und ausführlichen Bearbeitungen dieses Themas durch WEINBERG und seine Mitarbeiter, sowie durch LÖHR und RASSFELD habe ich bereits hingewiesen. Nach den von mir soeben mitgeteilten Befunden scheiden diese Anaerobier als auslösende Erreger einer akuten Appendicitis vollständig aus. Absichtlich sind nur sog. Frühfälle untersucht worden. Dabei habe ich mich entweder nach der Zeitangabe der Kliniker, oder, wo eine solche nicht beizubringen war, nach dem histologischen Bild oder nach beidem gerichtet. Der Durchschnitt der Anfallsdauer bis zur Operation beträgt für die von mir untersuchten Fälle hochgerechnet 34 Stunden, also noch nicht $1^1/_2$ Tage. Nur in dieser Zeit kann man noch erwarten, die eigentlichen Erreger anzutreffen. In späteren Zeiten pflegen sich in dem bereits eitrig durchtränkten oder gar abgestorbenen Gewebe der Wurmfortsatzwandungen ganz andere Mikroorganismen anzusiedeln. Zumal wenn sich Kotreste oder Kotsteine in dem Wurmfortsatz befinden. Diese späteren, für den Beginn der Appendicitis unwesentlichen Stadien habe ich nicht weiter verfolgt.

Natürlich wäre es das beste, man könnte ausschließlich ganz frühe Fälle von 6—12 Stunden Dauer untersuchen. Aber leider sind so früh operativ behandelte Fälle selten. Da aber nach meiner Erfahrung der Umschlag zum schlimmen Verlauf des Anfalles gerade während des 2. Tages einzusetzen pflegt, so scheinen mir 48 Stunden die gebotene Grenze für bakterioskopische Untersuchungen zu sein, die auch nur selten bei der Auswahl unseres Materials überschritten, häufig genug unterboten wurde.

Kehren wir nun zu unseren Phagocytosebefunden zurück, so müssen wir noch den Versuch machen, die gefundenen Mikroorganismen genauer zu klassifizieren, jedenfalls dann, wenn wir ihnen die Qualität eines Erregers der Appendicitis zusprechen wollen. Da ist zu sagen, daß die grampositiven Diplokokken in mindestens 2 Arten auftreten. Einmal als ganz feine Diplokokken, gelegentlich auch kurze Ketten im Zelleib des Leukocyten bildend, das andere Mal als pneumokokkenähnliche, mehr oder weniger deutlich lanzettförmige Gebilde, welche sich auch bei etwaiger Kultur (s. später) als Pneumokokken erwiesen haben. Die feinen grampositiven Stäbchen ähneln bald den Diphtheriebacillen, bald sind es etwas längere gebogene Stäbchen, die lebhaft an den Bacillus ramosus von WEINBERG erinnern. Die gramnegativen Stäbchen schließlich ließen auch 2 Abarten erkennen, einmal allerfeinste Formen, ähnlich den Influenzabacillen, das andere Mal etwas dickere Stäbchen, ähnlich wie Kolibacillen. Geht man unsere Liste durch, so muß man sagen, daß als Erreger in erster Linie ein feiner grampositiver Diplokokkus, dann ein feines grampositives gebogenes Stäbchen (diphtheriebacillenähnliches Gebilde), endlich das Bacterium coli und endlich ein influenzabacillenähnlicher Mikroorganismus in Betracht kommen. Gelegentlich wurden pneumokokkenähnliche Gebilde festgestellt. Entscheidend kann natürlich nur die Kultur der Mikroorganismen sein, über welche später berichtet werden wird.

Sehr wichtig ist die Tatsache, daß unter den 34 untersuchten Appendices nur zweimal, d. h. in 4% eine sog. *Kotflora* gefunden wurde, sonst nie. Was unter Kotflora zu verstehen ist, wird noch später bei den Untersuchungsergebnissen an nichterkrankten Wurmfortsätzen zu sagen sein. Hier genügt der Hinweis, daß die gewöhnliche Kotflora, wenigstens des Erwachsenen, aus einem innigen Gemisch grampositiver und gramnegativer Kokken und Stäbchen aller Größen mit reichlicher Beimengung sog. Gasödembacillenformen besteht. Dieser seltene Befund einer Kotflora in akut erkrankten Wurmfortsätzen steht im starken Gegensatz zu den Ausstrichbefunden an nichterkrankten Wurmfortsätzen (s. später), wo sich in den medialen und proximalen Teilen 20mal, im ganzen Wurmfortsatz außerdem 15mal, d. h. also 25mal unter 60 untersuchten Fällen, d. h. in rund 40% eine Kotflora oder doch ein sehr ähnliches Bild nachweisen ließ. Die Flora der akut entzündlich veränderten Wurmfortsätze zeigt also eine sehr starke Zurückdrängung der Kotflora zugunsten der sog. Appendixflora. Das haben bereits TAVEL-LANZ[1] sowie WINTERNITZ[2] für ihre bakteriologischen Züchtungen betont.

2. Bakterioskopisch untersuchte Schnittpräparate akut entzündeter Wurmfortsätze.

An der Hand der eben beschriebenen bakterioskopischen Ausstrichpräparate wird es leichter sein, die *bakterioskopischen Schnittpräparate* zu verstehen. An solchen auf Bakterien gefärbten Querschnitten des akut entzündlich veränderten Wurmfortsatzes habe ich schon früher ganz bestimmte Mikroorganismen gefunden und als Erreger gedeutet.

[1] TAVEL-LANZ: l. c.
[2] WINTERNITZ: l. c.

Die jetzigen Untersuchungen bilden nur eine Fortsetzung der früheren. Leider war es nicht möglich, auch histologisch-bakterioskopisch die verschiedenen Abschnitte so genau wie mit der einfachen Ausstrichmethode zu untersuchen. Wir mußten uns damit begnügen, nach vorheriger Orientierung an anderen mikroskopischen Schnitten, solche Stellen auszuwählen, wo wir sicher sein konnten, *Eiterzellen* in der Lichtung zu finden. Andererseits sollte es nach Möglichkeit vermieden werden, in

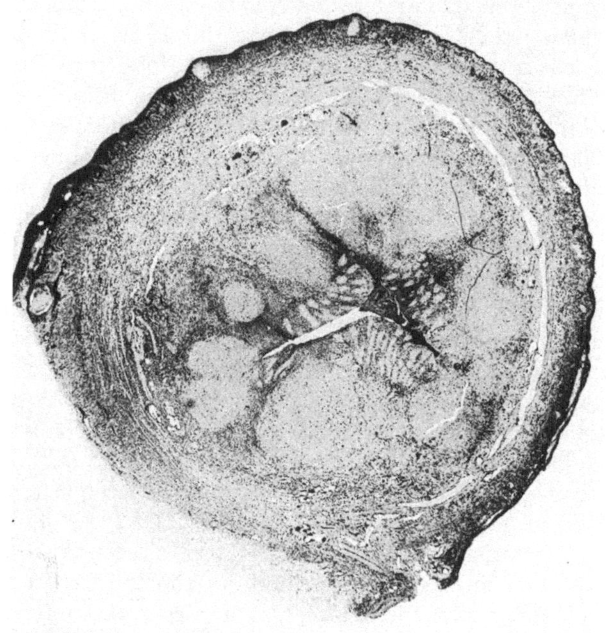

Abb. 20. J.-Nr. 2271/28. Primäraffekt (rechts in der Lichtung). Oxydase-Reaktion.

bereits nekrotische Bezirke hineinzugelangen. Am besten eignet sich für die gewünschten Untersuchungen der *Primärinfekt* (Abb. 20). Da aber die Zahl der im ersten Beginn des Anfalles exstirpierten Wurmfortsätze natürlicherweise gering ist, so mußte man auch vorgeschrittene Fälle nehmen, sich dann aber auf solche Stellen beschränken, wo der Prozeß noch möglichst frisch, d. h. im Fortschreiten war. Nach diesen Gesichtspunkten sind die nachfolgenden 45 Fälle ausgesucht und untersucht (Tabelle 2).

Unter den 45 untersuchten Fällen ergaben 32 positive Ergebnisse. In den übrigen 13 Fällen fehlte entweder Eiter im Lumen (8, 12, 37) oder es fand sich keine Phagocytose (1, 25, 26, 27, 31, 33, 36, 38, 39, 44). Das bedeutet einen negativen Ausfall in 30%, d. h. in genau soviel Fällen, im Prozentsatz gerechnet, wie bei der bakterioskopischen Untersuchung der Ausstriche. Unter den 32 positiven Fällen konnten 10mal grampositive Diplokokken allein (Abb. 21 und 22), 15mal zusammen mit grampositiven Stäbchen, also im ganzen 25mal phagocytiert gefunden werden. Das sind 80% gegenüber 70% in den Ausstrichpräparaten. Andererseits finden sich 5 (bzw. 6) Fälle mit ausschließlich negativen

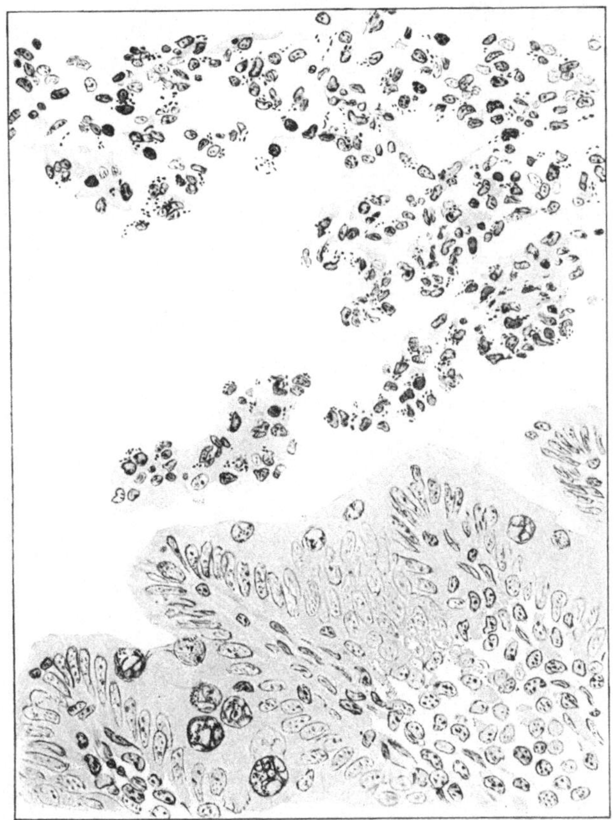

Abb. 21. Dieselbe Appendix wie Abb. 20. Nach gramgefärbtem Schnittpräparat. Leukocyten des Primärinfekts.

Diplokokken bzw. Stäbchen, das sind 12,2% (bzw. 18,7%) gegen 12% in den Ausstrichpräparaten. Bedenkt man, daß die Gramfärbung im Schnittpräparat nicht so zuverlässig ist, wie im Ausstrich, so wird uns die geringe Zunahme der gramnegativen Bakterienphagocytose, soweit sie überhaupt in Rechnung gestellt wird, nicht wundern. Überhaupt kommen im Schnittpräparat nur die vorwiegenden Befunde, nicht die seltenen Zwischenbefunde (Kombination der verschiedenen phagocytierten Bakterienarten in Leukocyten) gut heraus. Daher das etwas abweichende, aber im ganzen gut zusammenstimmende Bild der Schnittbefunde mit den Ausstrichbefunden.

Tabelle 2. **Bakterioskopisch untersuchte Schnittpräparate entzündeter Wurmfortsätze.**

Lfd. Nr.	Journal-Nr. Datum	Alter	Geschlecht	Klinische Diagnose	Zeit bis zur Operation	Histologische Diagnose	Eiter	Phagocytose	Freiliegende Mikroorganismen
1	2243 1928 3. 11.	48 J.	w.	Cholecystitis	Zufallsbefund	Appendicitis phlegmonosa incipiens	+	Fraglich	Pneumokokken. Daneben vereinzelt positive Stäbchen
2	2271 8. 11.	26 J.	w.	Appendicitis acuta	8 Stunden	Appendicitis phlegmonosa incipiens (Abb. 20).	+	Feine grampositive Diplokokken (s. Abb. 21 und 22).	Feine grampositive Diplokokken
3	2372 20. 11.	19 J.	w.	Appendicitis acuta	24 Stunden	Appendicitis phlegmonosa ulcerosa	+	Feine grampositive Diplostreptokokken, sehr starke Phagocytose	Nur grampositive Diplokokken und grampositive gebogene Stäbchen. In einem Kotpartikelchen dieselben Mikroorganismen
4	2387 21. 11.	39 J.	w.	Schwere akute Appendicitis	Seit einigen Tagen Beschwerden	Appendicitis phlegmonosa	+	Feine grampositive Diplokokken	
5	2481 3. 12.	23 J.	w.	Appendix in Verwachsungen	Länger dauernde Beschwerden	Abklingende flüchtige Appendicitis	+	?	Ganz feine Diplostreptokokken und feine, leicht gebogene Stäbchen, selten etwas dickere positive Stäbchen
6	2519 10. 12.	32 J.	w.	Appendicitis chronica	Kein typischer Anfall	Abklingende Appendicitis	+	Pneumokokkenähnliche Diplokokken (Abb. 23)	Spärlich dieselben Mikroorganismen
7	2596 18. 12.	31 J.	m.	Appendicitis acuta	12 Stunden	Appendicitis phlegmonosa incipiens	+	Ganz feine Diplokokken, fast wie Influenzabacillen, doch nach Gram färbbar	?

8	2587 18. 12.	32 J.	w.	Appendicitis acuta	8 Stunden	Appendicitis fugax	—	Negativ	Grampositive Diplokokken, feine grampositive gebogene Stäbchen. Vereinzelte plumpe grampositive Bacillen, alles in dem spärlichen Schleim
9	2588 18. 12.	39 J.	m.	Appendicitis acuta	24 Stunden	Appendicitis phlegmonosa	+	Sehr reichliche Phagocytose grampositiver feiner Diplokokken, vereinzelt auch grampositiver Stäbchen	Keine freien Mikroorganismen
								Im Ausstrich ebenfalls reichlich Phagocytose grampositiver Diplokokken und vereinzelter feiner gebogener grampositiver Stäbchen, ganz selten dicker Stäbchen	
10	239 1929 6. 2.	20 J.	m.	Appendicitis acuta	48 Stunden	Appendicitis phlegmonosa ulcerosa	+	Ganz vereinzelt feine Diplokokken, die nur im Kresylviolettpräparat sichtbar sind	Keine freien Mikroorganismen
11	319	31 J.	w.	Schwere akute Appendicitis	24 Stunden	Appendicitis phlegmonosa ulcerosa necroticans	+	Grampositive Diplokokken spärlich	Sehr reichlich grampositiveDiplokokken u.Stäbchen zwischen denLeukocyten und in den nekrotischenMassen.Keine sonstigen Mikroorganismen
12	337	17 J.	m.	Appendicitis	35 Stunden	Appendicitis phlegmonosa ulcerosa necroticans	—		In den nekrotischen Massen reichlich grampositive Kokken und Stäbchen. Nicht in den tieferen leukocytenreichen Schichten
13	344	20 J.	m.	Akute Appendicitis	24 Stunden	Appendicitis phlegmonosa ulcerosa	+	Ganz feine grampositive Diplokokken und Stäbchen	Ganz feine grampositive Diplokokken und Stäbchen

Lfd. Nr.	Journal-Nr. Datum	Alter	Geschlecht	Klinische Diagnose	Zeit bis zur Operation	Histologische Diagnose	Eiter	Phagocytose	Freiliegende Mikroorganismen
14	355	6 J.	m.	Appendicitis perforans, trübes nach Koli riechendes Exsudat	2 Tage	Appendicitis phlegmonosa ulcerosa necroticans	+	Ganz feine, etwas dickere grampositive Diplokokken. Vereinzelt auch feinere grampositive gebogene Stäbchen	Dieselben Mikroorganismen zwischen den Leukocyten
15	406	14 J.	m.	Appendicitis perforata	2 Tage	Appendicitis necroticans perforans	+	Reinkultur von pneumokokkenartigen Bakterien in den Leukocyten	Keine freien Mikroorganismen
16	407	14 J.	m.	Phlegmonöse Appendicitis	48 Stunden	Appendicitis phlegmonosa ulcerosa	+	Feine grampositive Diplokokken und gebogene Stäbchen	?
17	408	7 J.	m.	Appendicitis acuta	1 Tag	Appendicitis phlegmonosa ulcerosa	+	Feine grampositive Diplokokken und feine gebogene Stäbchen. Reichliche Phagocytose	Dieselben Mikroorganismen frei zwischen den Zellen
18	409	19 J.	w.	Letzte Woche Grippe, jetzt akute typische Beschwerden	24 Stunden	Appendicitis phlegmonosa ulcerosa	+	Grampositive Diplokokken und Stäbchen	?
19	448	47 J.	w.	Schwere gangräneścierende Appendicitis	48 Stunden	Appendicitis necroticans	+	Vorwiegend grampositive feine gebogene Stäbchen. Daneben etwas plumpere positive Diplokokken	Dieselben Mikroorganismen frei zwischen den Leukocyten
20	457	48 J.	w.	Akute Appendicitis	Periodisch wiederkehrende Schmerzen	Appendicitis phlegmonosa ulcerosa	+	Grampositive Diplokokken gelegentlich in Ketten, feinere und gröbere. Selten ein feines gebogenes Stäbchen (s. Abb. 24)	Dieselben Mikroorganismen zwischen den Leukocyten

21	466	5 J.	m.	Appendicitis perforata	36 Stunden	Appendicitis ulcerosa necroticans perforans	+	Geringe Phagocytose grampositiver Diplokokken	Dicke Bakterienrasen, vorwiegend aus grampositiven Diplokokken und Stäbchen zusammengesetzt. Gewöhnliche plumpe Kotbakterien
22	555	38 J.	m.	Appendicitis acuta	48 Stunden	Appendicitis phlegmonosa	+	Gramppräparat negativ. Im Kresylviolettpräparat ganz feine Diplokokken in den Leukocyten	
23	612	19 J.	m.	Appendicitis acuta		Appendicitis phlegmonosa ulcerosa necroticans	+	Feine Stäbchen und Kokken in den Leukocyten, aber nicht mehr nach GRAM färbbar	Bakteriengemisch in den nekrotischen Massen
24	651 17. 3.	unbek.	m.	Appendicitis acuta	6—12 Std.	Appendicitis phlegmonosa	+	Grampositive Kokken und feine gebogene Stäbchen in vereinzelten Leukocyten	Dieselben Mikroorganismen frei zwischen den Leukocyten
25	652 17. 3.	6 J.	w.	Appendicitis acuta	1 Tag	Appendicitis phlegmonosa incipiens	spärlich	Keine Mikroorganismen	Desgleichen
26	653 17. 3.	20 J.	m.	Appendicitis chronica	3 Tage	Appendicitis phlegmonosa	spärlich	Keine Mikroorganismen	Desgleichen
27	828 9. 4.	18 J.	w.	Appendicitis acuta	2 Tage	Appendicitis phlegmonosa	+	Keine Mikroorganismen	Ganz feine Stäbchen zwischen den Leukocyten. Aber nur im Kresylviolettpräparat
28	843 10. 4.	18 J.	m.	Appendicitis acuta	2 Tage	Appendicitis phlegmonosa	+	Ganz feine grampositive Stäbchen, seltener positive Kokken in den Leukocyten	Keine freien Mikroorganismen
29	844 10. 4.	7 J.	w.	Appendicitis acuta	10—12 Std.	Appendicitis phlegmonosa incipiens	+	Ganz feine grampositive Diplokokken in den Leukocyten. Im Kresylviolettpräparat auch feine Stäbchen	Dieselben Mikroorganismen auch zwischen den Leukocyten

Lfd. Nr.	Journal-Nr. Datum	Alter	Geschlecht	Klinische Diagnose	Zeit bis zur Operation	Histologische Diagnose	Eiter	Phagozytose	Freiliegende Mikroorganismen
30	855 11. 4.	5 J.	m.	Appendicitis acuta	48 Stunden	Appendicitis phlegmonosa	+	Nur im Kresylviolettpräparat in den Leukocyten feine, rötlich gefärbte Diplokokken in Haufen. Im Grampräparat keine Diplokokken	Keine freien Mikroorganismen
31	871 12. 4.	31 J.	w.	Verwachsungen	Keine Zeitangabe möglich	Abklingende flüchtige Appendicitis	+	Keine Mikroorganismen	Zwischen den Leukocyten *massenhaft grampositive* Diplokokken, daneben grampositive und gramnegative Stäbchen in geringerer Zahl
32	1263 23. 5.	21 J.	m.	Appendicitis acuta	24 Stunden	Appendicitis phlegmonosa ulcerosa	+	Feine und gröbere grampositive Diplokokken und grampositive feinste Stäbchen in den Leukocyten; an anderen Stellen des Eiters gar keine Mikroorganismen	Dieselben Mikroorganismen zwischen den Leukocyten
33	1340 3. 6.	23 J.	w.	Appendicitis acuta	24 Stunden	Appendicitis phlegmonosa incipiens	spärlich	Keine Mikroorganismen	Keine Mikroorganismen
34	1368 6. 6.	23 J.	w.	Appendicitis acuta	10 Tage?	Appendicitis phlegmonosa fugax	spärlich	Im Kresylviolettpräparat fragliche feine Kokken in einzelnen Leukocyten. Grampräparat negativ	Keine Mikroorganismen
35	1409 10. 6.	42 J.	w.	Appendicitis subacuta	Wochenlange Beschwerden	Appendicitis phlegmonosa recurrens	spärlich	Im Kresylviolettpräparat ganz vereinzelt feinste Diplokkoken. Sonst noch dicke u. kurze Stäbchen. Grampräparat negativ	Zwischen den Leukocyten kurze und dicke Stäbchen
36	1453 17. 6.	23 J.	m.	Appendicitis acuta	unbekannt	Appendicitis acuta phlegmonosa mit Wandabsceß	+	Keine Mikroorganismen	Keine Mikroorganismen

37	1471 18. 6.	19 J.	w.	Appendicitis acuta	Wenige Stunden	Appendicitis phlegmonosa	—	Keine Mikroorganismen	Keine Mikroorganismen
38	1504 21. 6.	43 J.	m.	Appendicitis acuta	12—14 Std.	Appendicitis phlegmonosa	+	Keine Mikroorganismen in den Leukocyten	Im Kot Gemisch von feinsten Stäbchen und plumperen Diplokokken (Kresylviolett)
39	1521 24. 6.	15 J.	w.	Appendicitis acuta recurrens	48 Stunden	Appendicitis phlegmonosa recurrens	spärlich	Keine Mikroorganismen in den Leukocyten	Im Kot massenhaft feinste Stäbchen und Kokken (Kresylviolett), nichts von plumperen Kotbakterien
40	1530 24. 6.	71 J.	w.	Appendicitis acuta	24 Stunden	Appendicitis phlegmonosa incipiens	spärlich	In den Leukocyten grampositive Diplokokken und feinste gebogene Stäbchen	Dieselben Mikroorganismen frei zwischen den Leukocyten. Daneben selten gröbere grampositive Diplokokken
41	1589 2. 7.	20 J.	m.	Appendicitis acuta	24 Stunden	Appendicitis phlegmonosa	+	Im Kresylviolettpräparat feinste Kokken in Leukocyten, aber schwer sicherzustellen	Dieselben Mikroorganismen zahlreich frei zwischen den Leukocyten
42	1591 3. 7.	16 J.	w.	Phlegmonöse Appendicitis mit beginnender Gangrän	24 Stunden	Appendicitis phlegmonosa ulcerosa	+ daneben Kot	In den Leukocyten deutlich grampositive Diplokokken und Stäbchen. Keine anderen Mikroorganismen	Im Kot ungeheures Bakteriengemisch, darunter auch plumpe Bacillen wie in der Kotflora
43	1698 15. 7.	42 J.	w.	Prolapsoperation	Keine Zeitangabe	Abklingende Appendicitis (Zufallsbefund)	+ daneben Kot	In den Leukocyten grampositive Diplokokken. Keine sonstigen Mikroorganismen. Das Bild wechselt sehr in den einzelnen Abschnitten	Im Kot ebenfalls nur grampositive Diplokokken und auch grampositive Stäbchen. Sonst keine Mikroorganismen
44	1713 17. 7.	21 J.	m.	Akuter Anfall	12 Stunden	Appendicitis phlegmonosa	+	Keine Mikroorganismen	Im Kresylviolettpräparat ganz feine Diplokokken zwischen den Leukocyten
45	1830 29. 7.	45 J.	w.	Appendicitis acuta	2 Tage?	Appendicitis phlegmonosa	+	Allerfeinste grampositive Diplokokken und auch feinste Stäbchen, aber schwer zu erkennen	Im Kot ungeheure Mengen feinster positiver Diplokokken und Stäbchen

Auch für die Schnittpräparate ist es bemerkenswert, daß die gewöhnliche *Kotflora* nur einmal andeutungsweise gefunden wurde. Freilich muß man berücksichtigen, daß in den Fällen der Tabelle 2 keine

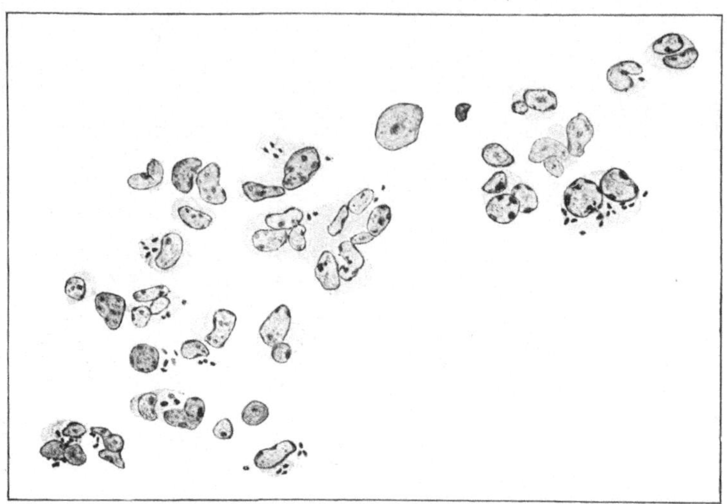

Abb. 22. Dieselbe Appendix wie Abb. 20 und 21. Eiterzellen des Primäreffekt mit Diplostreptokokken bei stärkerer Vergrößerung.

systematische Untersuchung der *verschiedenen* Abschnitte des Wurmfortsatzes stattgefunden hat. Es wäre also denkbar, daß man bei noch weitgehenderer mikroskopischer Untersuchung hier und da, besonders im *proximalen* Abschnitt, eine Kotflora gefunden hätte. Dennoch bleibt das fast völlige Fehlen der gewöhnlichen Kotflora in den von uns untersuchten mikroskopischen Querschnittsbildern auffallend. Die Lehre, daß die Appendicitis durch die anaerobe Kotflora ausgelöst wird, wird jedenfalls mit diesem negativen Nachweis hinfällig.

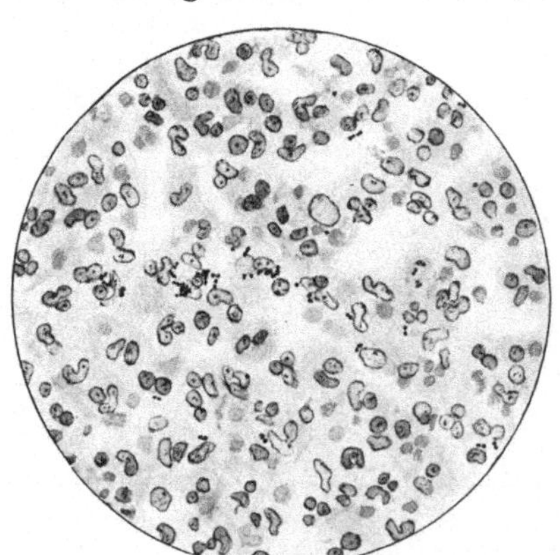

Abb. 23. J.-Nr. 457/29. Akute Appendicitis. Ausschnitt aus einem Teil des eitrigen Exsudats. Gramgefärbtes Schnittpräparat. Phagocytose von Diplokokken.

Auch muß betont werden, daß in der Regel die gleichen Mikroorganismen wie in den Leukocyten auch frei zwischen denselben gefunden wurden (20 [s. Abb. 23]). Es gibt aber auch Fälle, in welchen nur phagocytierte Mikroorganismen nachgewiesen werden konnten, was für die ätiologische Bedeutung derselben von Wichtigkeit ist (7, 9, 10, 28, 30, 36). Endlich sind die Fälle zu nennen, bei welchen sich weder in den Leukocyten, noch zwischen ihnen Bakterien fanden (25, 26, 33, 36), so daß man an eine aseptische Eiterung denken könnte. Doch ist immer zu bedenken, daß vereinzelte ganz feine Diplokokken, vor allem, wenn sie schon in Auflösung begriffen sind, sich dem Nachweis entziehen können. Jedenfalls ist es bemerkenswert, daß die Fälle mit völlig negativem Befund zum Teil gerade solche sind, wo sich so gut wie kein Eiter in der Lichtung findet, also sehr leichte und sehr früh durch die Operation unterbrochene Fälle vorliegen (25, 33), oder wo der Prozeß umgekehrt schon verhältnismäßig lange gedauert hat (36). Auch verweise ich auf WEINBERG und seine Mitarbeiter, die über einen Fall akuter Appendicitis berichten, in welchen selbst die Züchtung in den verschiedensten Nährböden negativ verlief.

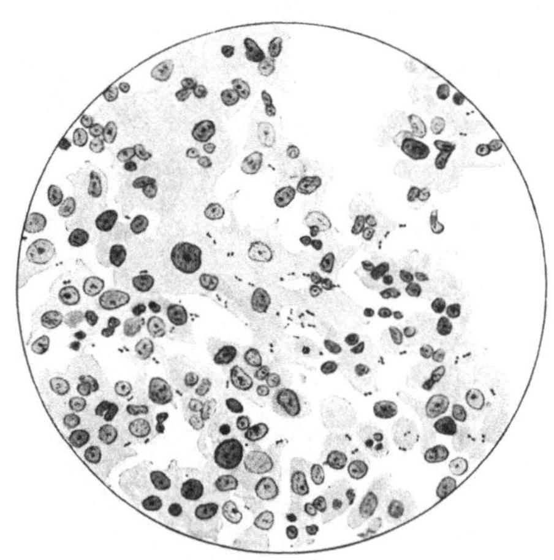

Abb. 24. J.-Nr. 2519/28. Akute Appendicitis. Nach GRAM gefärbtes Schnittpräparat. Phagocytose von Diplokokken.

Was nun die Art der Erreger betrifft, so konnten unter den grampositiven Diplokokken dieselben zweimal mit ziemlicher Wahrscheinlichkeit nach ihrer Form als Pneumokokken diagnostiziert werden (6, 15 [s. Abb. 24]). In den restlichen Fällen von grampositiven Diplokokken konnten nur feine positive Diplokokken diagnostiziert werden. In den Fällen von Phagocytose gramnegativer Stäbchen lag einmal so gut wie sicher Bacterium coli vor. In den anderen Fällen waren die Stäbchen so klein, daß sie als gramnegative Diplokokken erschienen. Man könnte sie auch als influenzaähnliche feine kurze Stäbchen bezeichnen. Jedenfalls entsprechen die Befunde ganz denjenigen in den Ausstrichpräparaten. Auch nach den Befunden in den Schnittpräparaten war die Reihenfolge der Erreger ihrer Häufigkeit nach die folgende: grampositive Diplokokken, darunter gelegentlich Pneumokokken, grampositive feine Stäbchen ohne genaues Charakteristicum, ganz feine negative, influenzähnliche und negative koliähnliche, etwas dickere Bacillen.

Für die Pathogenese der Appendicitis ist wichtig, daß die gefundenen Mikroorganismen in allen Fällen im Eiter der Lichtung lagen, sich aber niemals in den Leukocyten der tieferen Wandschichten vorfanden. Eigentliche Abscedierungen sind allerdings nicht zur Untersuchung gekommen. Die durchschnittliche Dauer des Anfalles in den untersuchten Fällen betrug, soweit darüber Feststellungen gemacht werden konnten, etwa 24 Stunden. Es ist wichtig, sich diesen Umstand für

Tabelle 3. **An bakterioskopischen Schnitten, an Aus-**

Lfd. Nr.	Journ.-Nr. Datum	Alter	Geschlecht	Klinische Diagnose	Zeitdauer	Anatomische Diagnose	Eiter
46	1641 10. 7. 1929	44 J.	w.	Schwere Appendicitis	24 Std.	Appendicitis phlegmonosa	+
47	1768 22. 7.	17 J.	w.	Appendicitis chronica	Anfall vor Wochen	Appendicitis phlegmonosa recurrens	spärlich
48	1772 22. 7.	28 J.	w.	Appendicitis acuta	11 Std.	Appendicitis phlegmonosa	spärlich
49	1777 23. 7.	18 J.	m.	Appendicitis acuta	6 Std.	Appendicitis phlegmonosa	+
50	1786 25. 7.	20 J.	m.	Appendicitis acuta, trübes Exsudat	12 Std.	Appendicitis phlegmonosa incipiens, auf 6—8 Std. geschätzt	+
51	1794 26. 7.	23 J.	w.	Appendicitis acuta	3—4 Tage	Appendicitis phlegmonosa ulcerosa	+
52	1834 30. 7.	15 J.	w.	Akute Appendicitis	24 Std.	Appendicitis phlegmonosa	+

strichen und kulturell untersuchte Appendicitisfälle.

Phagocytose	Freiliegende Mikroorganismen	Ausstrich	Kultur
In den Leukocyten nur ganz selten feine positive Diplokokken und spärlich negative Stäbchen (Abb. 25)	Zwischen den Leukocyten feine positive Diplokokken und spärliche gramnegative Stäbchen (Abb. 25)	Feine positive Diplokokken, besonders medial und proximal	Feine positive Streptokokken, Pneumokokken, Bacterium coli commune
Keine Mikroorganismen	Keine Mikroorganismen	Distal gar nichts im Grampräparat, proximal ebenfalls. Nur feine negative Kokken	Grampositive feine Diplokokken (keine Enterokokken), Baterium coli mucosum
Keine Mikroorganismen	Keine Mikroorganismen	Feinere u. plumpere positive Diplokokken in den Leukocyten. Zwischen den Leukocyten positive Stäbchen u. negative Stäbchen	Feine positive Diplokokken, Pneumokokken, Bacterium coli
In den Leukocyten sehr viel grampositive Diplokokken und Stäbchen, letztere oft körnig plump	Zwischen den Leukocyten dieselben Mikroorganismen in großer Zahl. Gelegentlich auch plumpere Gasödembacillenform	Spärliche Phagocytose positiver Diplokokken	Feine, schwer züchtbare Diplostreptokokken (keine Enterokokken)
Meist freie Leukocyten besonders dort, wo Eiter reichlich. Gelegentlich deutlich phagocyt. positive Diplokokken	Keine freien Mikroorganismen	Phagocytose positiver Diplokokken und negativer Stäbchen	Enterokokken und Bacterium coli commune
In den Leukocyten des Primärinfektes ganz selten feine Kokken	Keine freien Mikroorganismen	In den Leukocyten pneumokokkenähnliche Gebilde und feine kurze positive Stäbchen. Proximalwärts auch vereinzelte negative Stäbchen und ganz feine im Zerfall begriffene Diplokokken (vielleicht primäre Infektion mit letzteren, dann erst Phagocytose von Pneumokokken und Bacterium coli)	Streptokokken, Pneumokokken, Bacterium coli commune
Keine Mikroorganismen	Im Kresylviolettpräparat fraglich vereinzelte Stäbchen zwischen den Leukocyten	Keine Mikroorganismen in oder zwischen den Leukocyten	Negative feine Stäbchen und Diplokokken

Lfd. Nr.	Journ.-Nr. Datum	Alter	Ge-schlecht	Klinische Diagnose	Zeitdauer	Anatomische Diagnose	Eiter
53	1835 30. 7.	32 J.	w.	Schwere Appendicitis	Mehrere Tage	Appendicitis phlegmonosa ulcerosa	+
54	1851 31. 7.	13 J.	m.	Appendicitis acuta	9 Std.	Appendicitis phlegmonosa acuta	+
55	1885 2. 8.	25 J.	m.	Appendicitis acuta, diffuse Peritonitis	3 Tage	Appendicitis phlegmonosa ulcerosa necroticans	+

Kontrolluntersuchungen wohl zu merken. Die obigen Befunde gelten selbstverständlich nur für Anfälle, wo der entzündlich veränderte Wurmfortsatz zwischen 6—48 Stunden nach dem ersten Sicht- und Fühlbarwerden der Symptome entfernt worden ist. Darin liegt, wie ich glaube, auch der Vorzug dieser Untersuchungen.

Wichtig schien es noch, die Ausstrichuntersuchungen mit Untersuchungen an den Schnitten und womöglich mit Züchtungsversuchen in ein- und demselben Falle zu verbinden. Ich konnte solche Untersuchungen in 10 Fällen ausführen [1].

Die Tabelle 3 zeigt, daß die Befunde im Ausstrich, im histologischen Schnitt und schließlich in der Kultur weitgehend übereinstimmen. Dort, wo gar keine Phagocytose seitens der Leukocyten weder im Ausstrich noch im Schnitt gefunden wird (52), bleibt auch die Kultur in bezug auf Streptokokken ohne Erfolg, jedenfalls in bezug auf grampositiv färbbare Mikroorganismen. In anderen Fällen gelingt der Nachweis der Phagocytose nicht im Schnitt, wohl aber im Ausstrich (positive Diplokokken [48]). Die Kultur fällt ebenfalls positiv aus. In anderen Fällen versagen zwar die Ausstrich- und die Schnittpräparate, aber die Kultur erzielt dennoch spärlich wachsende Diplokokken (Fall 47, 53). In all den Fällen, wo die Phagocytose grampositiver Diplokokken im Schnitt oder im Ausstrich sichergestellt werden konnte, gelang auch die Kultur derselben (46 [Abb. 25], 49, 50, 51, 54, 55). Unter den, nach jeder Richtung hin positiven Fällen und den sonstigen kulturell positiven Fällen ließen sich fünfmal nichthämolytische Streptokokken (darunter dreimal allein), zweimal ein Enterokokkus, dreimal ein Pneumokokkus (einmal in Rein-

[1] Über die Technik der bakteriologischen Züchtungen s. nächstes Kapitel.

Phagocytose	Freiliegende Mikroorganismen	Ausstrich	Kultur
Keine Mikroorganismen	Keine Mikroorganismen	Keine Phagocytose trotz reichlicher Leukocyten	Feinste anhämolytische Streptokokken (keine Enterokokken). Daneben spärlich Bacterium coli commune
Ganz selten pneumokokkenähnliche Gebilde, oft schattenhaft in den Leukocyten	Keine freien Mikroorganismen	Phagocytose von positiven Diplokokken	Reinkultur von Pneumokokken
Reichlich grampositive Diplokokken und positive Stäbchen in den Leukocyten, bald die einen, bald die anderen in der Überzahl	Ganz selten freiliegend zwischen den Leukocyten plumpe negative Stäbchen	Reichlich Phagocytose grampositiver Diplokokken, seltener positiver gebogener Stäbchen, seltener dicker gebogener Stäbchen	Enterokokken, diphtheroide Stäbchen, Bacterium coli commune

kultur) züchten. In den Fällen von Reinkultur der Pneumokokken wurde dieser Mikroorganismus auch schon nach dem Schnittpräparat als wahr-

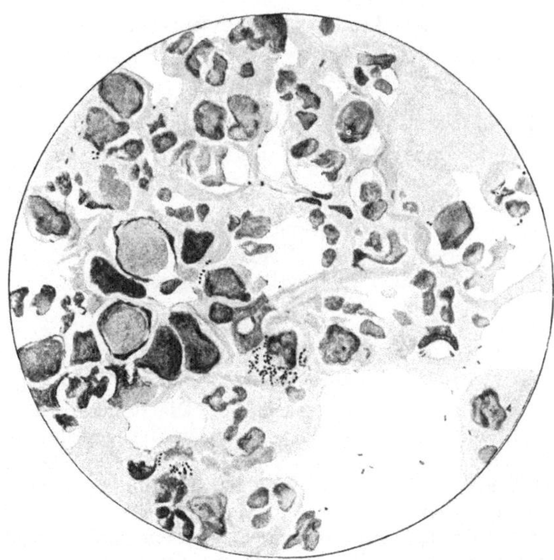

Abb. 25. J.-Nr. 1641/29. Akute Appendicitis. Gramgefärbtes Schnittpräparat. Phagocytose von grampositiven Diplokokken und ganz selten auch von gramnegativen Stäbchen. Dieselben Mikroorganismen auch frei zwischen den Leukocyten.

scheinlicher Erreger bezeichnet. Jedenfalls ließ sich zwischen allen Befunden eine weitgehende Übereinstimmung nachweisen.

3. Züchtungsergebnisse aus akut entzündeten Wurmfortsätzen.

So wichtig die bakterioskopischen Ausstriche und die bakterioskopisch untersuchten Schnittpräparate für die Aufklärung der ätiologischen Verhältnisse waren, so konnten sie doch nur als Wegweiser betrachtet werden. Zu sicheren Befunden konnten sie erst durch die Züchtungsversuche werden, wie umgekehrt die Züchtungsversuche ohne bakterioskopische Ausstrich- und Schnittpräparate in der Luft schwebten. Für uns kam aus verständlichen Gründen nur die Züchtung der 4 in den bakterioskopischen Bildern gefundenen Hauptformen: der grampositiven Streptokokken (einschließlich der Pneumokokken), der feinen grampositiven Stäbchen, der feinen influenzabacillenähnlichen gramnegativen Stäbchen und der kolibacillenähnlichen, etwas dickeren gramnegativen Stäbchen in Betracht. Auf alle anderen Mikroorganismen brauchte auf Grund der bakterioskopischen Befunde kein Wert gelegt werden. Die von uns angewandte Technik war die folgende [1]:

Technik.

Von jeder Appendix wurden, wie bereits erwähnt direkte Ausstriche gemacht, und zwar vom *distalen, medialen* und *proximalen* Teil, um zunächst eine bakterioskopische Übersicht zu haben.

Die Ausstriche wurden gefärbt:

Mit Löfflers Methylenblau,
nach Gram und gelegentlich
nach Ziehl und
nach Neisser.

Zur Züchtung und Isolierung der Keime wurden sowohl *aerobe* als *anaerobe* Methoden angewendet. Zunächst wurde das Material gebracht auf:

Endoplatten,
Blutgußplatten,
Blutplatten (Schottmüller),
Serumplatten (Löffler),
Bouillon mit und ohne Zuckerzusatz,
Leberbouillon (anaerob),
Fortnerplatte (anaerob),
Liboriusschüttelkulturen (anaerob).

Zur Gewinnung von Reinkulturen wurden die üblichen Unterkulturen angelegt, und zwar mittels des Plattenkulturmikroskopes. Die Reinkulturen wurden genau auf ihre mikroskopischen und biologischen Eigenschaften geprüft und großer Wert auf ihr Wachstum auf den Blutplatten gelegt. Sodann kam jeder einzelne Stamm auf die Versuchsreihen. Dieselben sind aus der beigefügten Tabelle 4 zu ersehen, ebenso die Diagnosen.

Dabei haben wir die Fälle — und es waren deren eine ganze Anzahl, — die nicht klar und einwandfrei in die Tabelle eingereiht werden konnten, ausgeschieden, um durch die vielen Übergangsformen das Bild nicht zu verwirren. Bei unseren tabellarischen Aufstellungen richteten wir uns nach den Arbeiten von Gundel, müssen

[1] Bei den bakterioskopischen und bakteriologischen Untersuchungen erfreute ich mich der aufopfernden und verständnisvollen Mitarbeit der bakteriologischen technischen Assistentin des Instituts, Frl. Marget.

Tabelle 4. **Differentialdiagnose der Streptokokken** (im Anschluß an GUNDEL).

Blutagar	Bouillon	Hitze-resistenz 1/2 Std. 60°	Galle-Milch-zucker-Lack-mus-Bouillon	Galleprobe	Lackmusmilch	Äsculin	Morphologie Gram	Diagnose
Meist üppiges Wachstum resp. Zentrum mit schwarzem Rand. Ganz geringe Vergrünung	Diffuse Trübung	Meist keine Abtötung	Rötung, Bodensatz	∅	Umschlag in weiß, zuweilen in rot. Gerinnung	Unverändert	Pleomorphe Streptokokken, Lanzettkokken	Pleomorphe Streptokokken, Typ Mundstreptokokken
Nicht abstreifbare schwärzliche Kol., leicht vergrünend	Diffuse Trübung	Gleich häufig Abtötung und keine Abtötung	Rötung, Trübung	∅	Umschlag in weiß oder rot. Gerinnung	Unverändert	Pleomorphe Streptokokken	Enterokokken Typ A
Weiße Kol. mit deutlichem schwarzem Rand	Starke Trübung	Keine Abtötung	Rötung, Trübung, Bodensatz	∅	Umschlag in weiß oder rot. Gerinnung	Deutliche Schwärzung nach 24 Stunden	Diplolanzettkokken, pleomorph	Enterokokken, Typ B
Schwärzliche Kol. mit leichter Vergrünung	Geringe Trübung	Stets Abtötung	Unverändert	+	Umschlag in rosa. Gerinnung	Unverändert	Diplolanzettkokken, Kapsel	Pneumokokken, Streptococcus lanceolatus
Farblose Kol. mit deutlicher Hämolyse	Klar, krümelig	Stets Abtötung	Unverändert	∅	Meist unverändert oder Umschlag in rosa	Unverändert	Kettenkugeln	Streptococcus pyogenes haemolyticus
Ohne Hämolyse	Ganz geringe Trübung	Stets abgetötet	Unverändert	Meist empfindlich	Meist unverändert ohne Gerinnung bzw. Umschlag in rosa	Unverändert	Pleomorphe Lanzettkokken	Anhämolytischer Streptokokkus

aber hinzufügen, daß wir erst in einer späteren Phase unserer Arbeit die weitere Differenzierung der *anhämolytischen Streptokokken* vorgenommen haben[1]. Es geschah dies in folgender Weise:

pleomorphe Streptokokken Typ Mundstreptokokken,
Enterokokken, Typ A,
anhämolytische Streptokokken im engeren Sinne.

Über unsere Befunde gibt die nachfolgende Tabelle 5 (S. 64) Auskunft.

Ordnet man das Ergebnis dieser Tabelle nach den einzelnen gezüchteten Bakterien, so ergibt sich: 15 mal ein *nicht hämolysierender Streptokokkus*, darunter 4mal mit anderen grampositiven Diplostreptokokken, 2 mal in Reinkultur, 13 mal in Verbindung mit gramnegativen Bakterien. 11 mal ein *Enterokokkus*, darunter 2 mal mit anderen positiven Diplostreptokokken, 2 mal in Reinkultur, 9 mal mit gramnegativen Stäbchen. 7 mal ein *Pneumokokkus*, darunter 3 mal mit anderen grampositiven Diplostreptokokken, 3 mal in Reinkultur, 4 mal in Verbindung mit gramnegativen Stäbchen. 8 mal ein *grampositives Stäbchen*, in der Regel bis auf einen Fall mit grampositiven Diplostreptokokken, keinmal in Reinkultur. 22 mal *Bacterium coli commune*, darunter 6 mal ohne grampositive Diplostreptokokken, 2 mal in Reinkultur, 6 mal in Verbindung mit influenzabacillenähnlichen Stäbchen. 7 mal *Bacterium coli mucosum*, darunter 2 mal ohne grampositive Diplostreptokokken, keinmal in Reinkultur, 2 mal in Verbindung mit influenzabacillenähnlichen Stäbchen. 12 mal ganz *feine negative Stäbchen*, darunter 7 mal ohne grampositive Diplostreptokokken, 2 mal in Reinkultur, 6 mal in Verbindung mit Bacterium coli commune.

Wenn man diese Züchtungsergebnisse betrachtet, so würde man nach den *Reinkulturen* glauben, daß die anhämolytischen Streptokokken, die Enterokokken, die Pneumokokken, das Bacterium coli commune und das influenzabacillenähnliche Stäbchen nahezu gleichberechtigt in bezug auf die Erregerschaft bei der akuten Appendicitis sind. Diese Angabe findet man auch vielfach bei den Autoren, die nur Kulturen angelegt, aber keine bakterioskopischen oder histologischen Untersuchungen vorgenommen haben. Aber man muß berücksichtigen, daß sich die Züchtungen auf den *gesamten Inhalt* des Wurmfortsatzes beziehen. Will man wirklich wissen, ob es sich bei den gezüchteten Mikroorganismen um den *Erreger* handelt, so *muß man außerdem die in jedem Falle im Ausstrichpräparat phagocytiert gefundenen Mikroorganismen berücksichtigen.* Es sind nun in *allen kulturell untersuchten Fällen auch Ausstrichpräparate angefertigt worden.* Nur wenn das *Phagocytosebild* mit dem *Kulturergebnis* übereinstimmt, kann man von einem *Erreger* der Appendicitis sprechen, soweit das überhaupt ohne experimentelle Wiedererzeugung des Prozesses heutigentags möglich ist. Es fehlt uns bekanntlich an einem geeigneten Versuchstier.

---

[1] Auf die Differenzierungsmethoden der Ann. Pickett-Thomson Res. Labor. 3 257 (1927, Nov.) ist hier nicht eingegangen worden, da sie keine wesentliche Verbesserung der in Deutschland üblichen Methoden darstellen.

Führt man nun solche Vergleiche durch, so ergibt sich folgendes:

In 15 Fällen von Züchtung *nichthämolysierender Diplostreptokokken* fanden sich 15mal ähnlich aussehende Diplostreptokokken im Phagocytosepräparat = 100%.

In 11 Fällen von Züchtung der *Enterokokken* fand sich eine positive Phagocytose in 7 Fällen = 65%.

In 7 Fällen von Züchtung der *Pneumokokken* fand sich positive Phagocytose in allen 7 Fällen = 100%.

In 8 Fällen von Züchtung *grampositiver Stäbchen* fand sich eine positive Phagocytose in 2 Fällen = 25%.

In 22 Fällen von Züchtung des *Bacterium coli commune* fand sich positive Phagocytose in 11 Fällen = 50%.

In 7 Fällen von Züchtung des *Bacterium coli mucosum* fand sich positive Phagocytose in 1 Fall = 14%.

In 12 Fällen von Züchtung *influenzabacillenähnlicher Stäbchen* fand sich positive Phagocytose in 3 Fällen = 25%.

Danach würde sich das Bild der Appendicitiserreger wesentlich anders gestalten. Die nichthämolysierenden feinen Diplostreptokokken marschieren an der Spitze und neben ihnen die verwandten Pneumokokken. Dann folgen in gewissem Abstand die Enterokokken. In zweiter Linie stehen das Bacterium coli commune, die grampositiven Stäbchen, die influenzabacillenähnlichen feinen gramnegativen Stäbchen und schließlich das Bacterium coli mucosum. Berücksichtigt man außerdem, daß viermal im Ausstrichpräparat ein feiner grampositiver Diplostreptokokkus gefunden, aber nicht gezüchtet werden konnte, weil er anscheinend schon abgestorben war, und viermal grampositive Stäbchen phagocytiert gesehen wurden, ebenfalls ohne positive Züchtungsergebnisse, daß umgekehrt bei den gramnegativen Mikroorganismen, soweit sie phagocytiert gefunden wurden, die Kultur niemals versagte, so wird man die phagocytosepositiven Fälle ruhig als überhaupt positiv und entscheidend bezeichnen dürfen. Dann ergeben sich folgende Zahlen für diese beiden Kategorien:

19 Fälle von feinen grampositiven Diplostreptokokken mit einer Phagocytose in 19 Fällen = 100%.

12 Fälle von grampositiven Stäbchen mit einer Phagocytose in 6 Fällen = 50%.

Nach dieser Statistik würden die feinen grampositiven Stäbchen mit dem Bacterium coli commune in die gleiche Stufe rücken. *Die endgültige Rangordnung auf Grund der Züchtungsversuche* **und** *der bakterioskopischen Befunde* wäre dann die folgende:

Nicht hämolysierende Streptokokken und Pneumokokken = 100%.
Enterokokken = 65%.
Feine grampositive Stäbchen und Bacterium coli commune = 50%.
Influenzabacillenähnliche gramnegative Stäbchen = 25%.
Bacterium coli mucosum = 14%.

Aber auch diese Tabelle gibt die Verhältnisse noch nicht richtig wieder. Man könnte den Eindruck gewinnen, als ob die Enterokokken gegenüber den anhämolytischen Streptokokken und den Pneumo-

Tabelle 5. **Kulturell**

Lfd. Nr.	Journ.-Nr.	Alter	Geschlecht	Klinische Diagnose	Zeitdauer	Anatomische Diagnose
1	1929 306 6. 2.	48 J.	m.	Appendicitis acuta	24 Std.	Appendicitis phlegmonosa
2	337 9. 2.	17 J.	m.	Appendicitis acuta	36 Std.	Appendicitis phlegmonosa ulcerosa necroticans
3	345 11. 2.	24 J.	unbek.	Appendicitis acuta	12 Std.	Appendicitis ulcerosa necroticans
4	344 11. 2.	20 J.	m.	Appendicitis acuta	24 Std.	Appendicitis phlegmonosa ulcerosa
5	354 13. 2.	27 J.	m.	Akute Appendicitis	3 Tage	Appendicitis phlegmonosa
6	355 13. 2.	8 J.	w.	Akute Appendicitis	2 Tage	Appendicitis necroticans
7	387 15. 2.	26 J.	m.	Akute Appendicitis	24 Std.	Appendicitis phlegmonosa ulcerosa
8	385 15. 2.	21 J.	w.	Akute Appendicitis	24 Std.	Fragliche Appendicitis
9	408 19. 2.	7 J.	m.	Akute Appendicitis	Wenige Stunden	Appendicitis phlegmonosa ulcerosa
10	406 19. 2.	14 J.	m.	Appendicitis mit Absceß	48 Std.	Appendicitis ulcerosa necroticans perforans
11	407 19. 2.	14 J.	m.	Akute Appendicitis	45 Std.	Appendicitis ulcerosa
12	409 19. 2.	19 J.	w.	Akute Appendicitis	24 Std.	Appendicitis phlegmonosa ulcerosa
13	439 22. 2.	9½ J.	m.	Akute Appendicitis	24 Std.	Appendicitis phlegmonosa ulcerosa
14	451 23. 2.	15 J.	m.	Akute Appendicitis mit Perforation	48 Std.	Appendicitis phlegmonosa ulcerosa necroticans perforans
15	466 25. 6.		m.	Akute Appendicitis mit Perforation	36 Std.	Appendicitis phlegmonosa ulcerosa perforans
16	538 6. 3.	16 J.	w.	Akute Appendicitis	24 Std.	Appendicitis phlegmonosa
17	553 8. 3.	7 J.	w.	Akute Appendicitis	24 Std.	Appendicitis phlegmonosa

untersuchte Fälle.

Kulturergebnisse	Ausstrichbefunde
Anhämolytische Streptokokken (nicht thermoresistent). Bact. coli commune	Phagocytose von positiven Diplokokken und negativen Stäbchen
Diplostreptokokken (nicht galleresistent) anhämolytisch. Bact. coli commune	Phagocytose von positiven Diplokokken, aber auch negativen Stäbchen
Anhämolytische Streptokokken (keine Enterokokken) Bact. coli commune, in den Anaerobenkulturen auch feine gebogene Stäbchen	Phagocytose. Feine gebogene Stäbchen
Anhämolytische Streptokokken (keine Enterokokken) Bact. coli commune	Spärliche Phagocytose grampositiv. Diplokokken
Spärlich wachsende Streptokokken. Ebenso spärlich gebogene positive Stäbchen sowohl in aeroben wie anaeroben Kulturen. Sehr reichlich Bact. coli muc.	Positive Diplokokken und gebogene Stäbchen phagocytiert, aber auch negative Stäbchen phagocytiert
Influenzabacillen? Bact. coli commune. Keine positiven Streptokokken	Phagocytose positiver Diplokokken und feiner negativer Stäbchen
Spärlich wachsende Streptokokken, hämolysierend. Bact. coli commune. Feine negative Stäbchen. Kultur negativ in bezug auf feine pos. gebogene Stäbchen	Phagocytose spärlich in bezug auf positive Diplokokken, reichlich in bezug auf positiv gebogene Stäbchen und feine negative Stäbchen
Kultur negativ in bezug auf Streptokokken, positiv in bezug auf feine negative Stäbchen und Bact. coli commune	Überall Phagocytose feiner negativer Stäbchen
Enterokokken. Daneben nicht thermoresistente feine Streptokokken. Bact. coli commune	Phagocytose von feineren und gröberen positiven Diplokokken und positiven Stäbchen
Pneumokokken	Phagocytose lanzettförmiger positiver Diplokokken
Influenzabacillen? Bact. coli commune	Phagocytose von feinen positiven Diplokokken. Zwischen den Leukocyten große Mengen gramnegativer feinster Stäbchen
Proteus. Feine negative Stäbchen und negative Kokken	Keine sichere Phagocytose
Kultur negativ in bezug auf grampositive Mikroorganismen. Bact. coli commune und andere negative Bakterien	Keine sichere Phagocytose. Großes Bakteriengemisch zwischen den Leukocyten
Nur feine negative Stäbchen in allen Kulturen	Spärliche Phagocytose feiner positiver Diplokokken. Vorwiegende Phagocytose von feinen negativen Stäbchen
Enterokokken	Keine sichere Phagocytose
Schwer züchtbare positive Diplokokken. Bact. coli commune	Schwierig, aber sicher nachzuweisende Phagocytose von feinen positiven Diplokokken und Stäbchen
Enterokokken	Im Ausstrich kein Eiter gefunden

Lfd. Nr.	Journ.-Nr.	Alter	Geschlecht	Klinische Diagnose	Zeitdauer	Anatomische Diagnose
18	555 8. 3.	38 J.	m.	Akute Appendicitis	24 Std.	Appendicitis phlegmonosa
19	593 12. 3.	37 J.	w.	Akute Appendicitis mit Perforation	36 Std.	Appendicitis phlegmonosa ulcerosa
20	630 14. 3.	19 J.	w.	Akute Appendicitis	48 Std.	Appendicitis phlegmonosa ulcerosa
21	641 15. 3.	10 J.	m.	Akute Appendicitis	3 Tage	Appendicitis phlegmonosa ulcerosa
22	652 17. 3.	6 J.	w.	Akute Appendicitis	24 Std.	Appendicitis phlegmonosa fugax
23	651 17. 3.	11 J.	m.	Akute Appendicitis	einige Stunden	Appendicitis phlegmonosa incipiens
24	669 18. 3.	29 J.	w.	Akute Appendicitis mit Perforation	3 Tage	Appendicitis phlegmonosa ulcerosa
25	679 19. 3.	23 J.	m.	Akute Appendicitis	24 Std.	Appendicitis phlegmonosa
26	680 19. 3.	36 J.	m.	Akute Appendicitis	48 Std.	Appendicitis phlegmonosa ulcerosa
27	745 27. 3.	18 J.	w.	Subakute Appendicitis	1—2 Wochen	Appendicitis recurrens
28	1408 10. 6.	72 J.	m.	Akute Appendicitis	48 Std.	Appendicitis phlegmonosa necroticans
29	1471 18. 6.	19 J.	w.	Akute Appendicitis	24 Std.	Appendicitis phlegmonosa
30	1472 18. 6.	16 J.	w.	Akute Appendicitis	3 Tage	Appendicitis phlegmonosa
31	1540 25. 6.	16 J.	w.	Akute Appendicitis	kaum 24 Std.	Appendicitis phlegmonosa
32	1641 10. 7.	44 J.	w.	Akute Appendicitis	unbekannt	Appendicitis phlegmonosa

Kulturergebnisse	Ausstrichbefunde
Keine Kultur von positiven Kokken. Bact. coli muc. Positive Stäbchen	Deutliche Phagocytose feiner positiver Kokken, daneben auch spärliche Phagocytose negativer Stäbchen
Enterokokken. Bact. coli commune. Feine negative Stäbchen. Plumpere positive Stäbchen	Reichliche Phagocytose feinster positiver Diplokokken, positiver gebogener Stäbchen. Phagocytose negativer Stäbchen
Bact. coli commune in Reinkultur	Keine Phagocytose. Zwischen den Leukocyten nur gramnegative Stäbchen
Spärliches Wachstum von Enterokokken. Die freiliegenden feinen positiven Stäbchen des Ausstriches konnten nicht gezüchtet werden. Feine negative Stäbchen	Phagocytose positiver Diplokokken und feiner negativer Stäbchen. Zwischen den Leukocyten massenhaft feine gebogene positive Stäbchen
Reinkultur von Pneumokokken	Phagocytose von positiven Diplokokken
Pneumokokken. Bact. coli commune. Feine negative Stäbchen	Phagocytose vorwiegend von positiven feinen Diplokokken, aber auch feinen gebogenen positiven Stäbchen, feinen und gröberen negativen Stäbchen
Keine positiven Diplokokken zu züchten. Bact. coli commune. Negative feine Stäbchen. Feine gebogene positive Stäbchen	Fragliche Phagocytose grampositiver Diplokokken und Stäbchen. Zwischen den Leukocyten reichlich positive Diplokokken, die aber nicht zu züchten waren (Schädigung!)
Anhämolytische, sehr empfindliche anaerob wachsende Streptokokken. Spärlich feine gebogene positive Stäbchen. Spärlich feine negative Stäbchen	Phagocytose von feinen positiven Diplokokken, im distalen Abschnitt auch von feinen negativen Stäbchen
Enterokokken. Bact. coli commune. Feine negative Diplokokken	Keine sichere Phagocytose
Reinkultur von Bact. coli commune	Phagocytose gramnegativer Bacillen, sonst überhaupt keine Mikroorganismen
Enterokokken. Bact. coli commune. Feine gebogene positive Stäbchen mit spärlicher Polkörnchenfärbung	Spärliche Phagocytose von positiven Diplokokken und Stäbchen, vereinzelt auch von negativen plumperen kurzen Stäbchen
Enterokokken. Feine gebogene positive Stäbchen mit reichlicher Polkörnchenfärbung. Bact. coli muc.	Im Ausstrich kein Eiter
Anhämolytische Streptokokken. Enterokokken. Gebogene positive Stäbchen mit spärlicher Polkörnchenfärbung. Bact. coli muc.	Phagocytose von feinen positiven Diplokokken und negativen Stäbchen
Anhämolytische Streptokokken (keine Enterokokken). Spärlich Bact. coli commune	Spärliche Phagocytose von feinen positiven Diplokokken. Nichts von anderen Mikroorganismen
Pneumokokken. Spärlich anaerob wachsende feine positive Streptokokken. Sehr spärliches Wachstum feiner gebogener positiver Stäbchen ohne Polkörnchenfärbung. Bact. coli commune	Phagocytose von feinen positiven Diplokokken und negativen Stäbchen. Zwischen den Leukocyten Streptokokkenketten

Lfd. Nr.	Journ.-Nr.	Alter	Geschlecht	Klinische Diagnose	Zeitdauer	Anatomische Diagnose
33	1768 22. 7.	17 J.	w.	Keine sichere Diagnose	Mehrere Wochen Beschwerden	Appendicitis phlegmonosa
34	1772 22. 7.	28 J.	m.	unbekannt	unbekannt	Appendicitis phlegmonosa
35	1777 23. 7.	18 J.	m.	Akute Appendicitis	6 Std.	Appendicitis phlegmonosa incipiens
36	1786 25. 7.	20 J.	m.	Akute Appendicitis	12 Std.	Appendicitis phlegmonosa
37	1794 26. 7.	23 J.	w.	Akute Appendicitis	3—4 Tage	Appendicitis phlegmonosa
38	1834 30. 7.	15 J.	w.	Akute Appendicitis	24 Std.	Appendicitis phlegmonosa
39	1835 30. 7.	32 J.	w.	Akute Appendicitis	mehrere Tage	Appendicitis phlegmonosa
40	1851 31. 7.	13 J.	m.	Akute Appendicitis	unbekannt	Appendicitis phlegmonosa
41	1885 2. 8.	25 J.	m.	Akute Appendicitis mit Perforation	3 Tage	Appendicitis necroticans

kokken an Bedeutung zurückständen. Sieht man aber die Tabelle 5 genauer durch, so kann man leicht feststellen, daß unter den 4 negativen Fällen von Phagocytose bei Züchtung von Enterokokken zweimal im Ausstrich zufällig kein Eiter mit herausgebracht wurde, obwohl bereits eine typische Appendicitis vorlag. In den beiden anderen Fällen konnte zwar keine Phagocytose von Diplostreptokokken, aber auch keine solche von anderen Mikroorganismen gefunden werden. Man darf wohl daraus schließen, daß die in diesen Fällen, einmal sogar in Reinkultur, gezüchteten Enterokokken auch die Erreger gewesen, aber nicht aufgefunden worden sind. Daß die Diplostreptokokken innerhalb der Leukocyten zugrunde gehen oder nicht mehr recht darstellbar sein können, geht aus verschiedenen Beobachtungen bei der Bakterioskopie hervor. Jedenfalls sprechen die Befunde dafür, daß auch bei den Enterokokken die Fähigkeit, eine Appendicitis zu erregen, eine höhere ist, als sie den ausgerechneten 65% entspricht, daß sie vielmehr auf 90%, wenn nicht 100% geschätzt werden darf. Alle diese Folgerungen, welche für die Streptokokkenarten zulässig erscheinen, finden bei den übrigen Mikroorganismen (dem grampositiven Stäbchen, dem Bact. coli, sowie den influenzaähnlichen Stäbchen) keine genügen-

Kulturergebnisse	Ausstrichbefunde
Spärlich anhämolytische Streptokokken. Bact. coli muc.	Ganz seltene Phagocytose feinster positiver Diplokokken
Pneumokokken. Anhämolytische Streptokokken. Bact. coli commune	Fragliche Phagocytose von Streptokokken. Zwischen den Leukocyten Diplokokken mit deutlichen Kapseln
Anhämolytische Streptokokken (schwer züchtbar)	Spärliche Phagocytose feiner positiver Diplokokken. Sonst keine Bakterien
Enterokokken. Bact. coli commune	Phagocytose feiner positiver Kokken und negativer Stäbchen
Pneumokokken. Streptococcus muc. Bact. coli commune	Phagocytose pneumokokkenähnlicher Diplokokken, sowie gramnegativer Stäbchen
Feine negative Stäbchen. Kein Bact. coli. Keine positiven Kokken	Gar keine Mikroorganismen
Spärlich wachsende anhämolytische Streptokokken. Bact. coli commune	Keine sichere Phagocytose. Zwischen den Leukocyten ganz spärliche positive Diplokokken und negative Stäbchen
Pneumokokken in Reinkultur	Phagocytose im Zerfall begriffener positiver Diplokokken. Keine anderen Mikroorganismen
Enterokokken. Positive Stäbchen mit Polkörperchenfärbung. Bact. coli commune	Reichliche Phagocytose grampositiver Diplokokken. Gelegentlich auch Phagocytose positiver Stäbchen und negativer Stäbchen

den Unterlagen. Wir würden dann die Gruppe der verschiedenen Streptokokken, einschließlich der Pneumokokken, mit 100% oder nahezu 100% der anderen Gruppe mit 50—25% gegenüber zu stellen haben.

Damit ist aber nur die *Wertigkeit* der einzelnen Bakterienarten *als Erreger der Appendicitis* zum Ausdruck gebracht. In welcher *Häufigkeit* sie wirksam werden, ist aus diesen Zahlen nicht ersichtlich. Dazu müssen die absoluten Zahlen der Häufigkeit ihres Vorkommens herangezogen werden unter gleichzeitiger Berücksichtigung ihrer Wertigkeit als Erreger nach dem Phagocytosebild.

Dann würde als Häufigkeitsreihe der verschiedenen Mikroorganismen, soweit sie als Erreger und Miterreger der Appendicitis in 41 genau untersuchten Fällen in Frage kommen, die folgende aufzustellen sein:

Anhämolytische Streptokokken ... 19 mal als Erreger festgestellt
Enterokokken .... 9—11 „ „ „ „
Bact. coli comm. .... 11 „ „ „ oder Miterreger festgestellt
Pneumokokken .... 7 „ „ „ festgestellt
Grampositive Stäbchen .... 4 „ „ „ oder Miterreger festgestellt
Influenzabacillenähnliche Stäbchen 3 „ „ „ „ „ „
Bact. coli mucosum .... 1 „ „ Miterreger festgestellt.

Rechnet man, was aus später anzuführenden Gründen wohl erlaubt ist, die anhämolytischen Streptokokken und die Enterokokken zu der gemeinsamen Gruppe der gewöhnlichen Darmstreptokokken, so würde die Tabelle in ihrem Anfang lauten:

Gewöhnliche Darmstreptokokken 28—30 mal, d. h. in über 70% als Erreger festgestellt.

Natürlich handelt es sich hier nur um eine verhältnismäßig grobe Schätzung. Als wirkliche Erreger, nicht nur als Miterreger, können nur diejenigen Mikroorganismen in Betracht kommen, die, wenigstens gelegentlich, in Reinkultur gezüchtet worden sind. Das sind alle bis auf die grampositiven Stäbchen und das Bact. coli muc. Ferner ist noch bemerkenswert, daß die anhämolytischen Streptokokken und die Pneumokokken weniger oft miteinander als mit dem Bact. coli com. kombiniert waren. Das stimmt auch mit den Ergebnissen von WEINBERG und seinen Mitarbeitern überein. Es würde darauf hindeuten, daß das Bact. coli comm. — von den seltenen Fällen abgesehen, wo es in Reinkultur gezüchtet und deswegen als Erreger angesehen werden mußte oder durfte — nur als *Miterreger* in Betracht kommt. Die *führende Rolle* fällt den *Darmstreptokokken* und den *Pneumokokken* zu. Unter ihnen ist aber die Gruppe der Darmstreptokokken so überwiegend, daß man nicht fehlgeht, wenn man sie als *die* Erreger der Appendicitis bezeichnet.

III. Untersuchungen zur Pathogenese der akuten Appendicitis.

Gehen wir von der Überzeugung aus, daß wir in den grampositiven nichthämolysierenden Streptokokken, den Enterokokken und gelegentlich auch den Pneumokokken die *gewöhnlichen Erreger* der Appendicitis gefunden haben, während wir dem Bact. coli comm. und den influenzaähnlichen gramnegativen Stäbchen nur die Rolle *gelegentlicher Erreger,* in der Regel sogar nur die, auch den grampositiven Stäbchen und dem Bact. coli mucosum zukommende Rolle eines *Miterregers* des ganzen Prozesses zuschreiben können, so erhebt sich sofort die zweite viel schwierigere Frage, wie kommt es, daß die erstgenannten Mikroorganismen plötzlich so virulent werden können, um eine akute Appendicitis hervorrufen zu können? Ich gehe dabei von der noch weiter zu beweisenden Annahme aus, daß diese Bakterien schon sowieso im Kot und damit auch im Wurmfortsatz vorhanden sind. Natürlich muß man auch die andere Möglichkeit erörtern, daß nämlich diese Mikroorganismen zufällig auf hämatogenem oder enterogenem Wege als dem Wurmfortsatze sonst fremde Bewohner dorthin verschleppt worden sind. LONGHITANO[1] hat erst kürzlich in einer größeren Monographie die Ansicht verteidigt, daß alle Wurmfortsätze, welche akut erkranken, schon vorher durch hämatogen-embolisch entstandene Schädigungen verändert worden sind. Ich will auf diese Vorstellung, die sich vorwiegend auf Untersuchungen am Leichenmaterial stützt, nicht weiter eingehen. Nur das eine sei kurz gesagt: Was die etwaige hämatogene Entstehung der Appendicitis anbetrifft, so glaube ich genügend eindringlich gezeigt zu haben, daß der ganze appendicitische Prozeß an der Schleimhautoberfläche gegen das Lumen zu und nicht in der Schleimhaut selbst entsteht. Somit

[1] LONGHITANO, A.: La morphologia e la patologia dell'appendice vermiforme. Milano: Cordani 1928.

kann es sich bei den Erregern der Appendicitis, falls sie nicht durch ortsansässige Bakterien ausgelöst wird, höchstens um zufällig auf dem Wege der *Darmlichtung* in den Wurmfortsatz verschleppte Organismen handeln, also um eine enterogene Infektion. Hilgermann und Pohl haben sich erst kürzlich dahin ausgesprochen, daß eine gesetzmäßige Abhängigkeit der bakteriologischen Befunde bei akuter Appendicitis von der Flora der Tonsillen besteht. Beide sollen übereinstimmen. Ob die Erreger hämatogen oder enterogen von den Tonsillen aus in den Wurmfortsatz gelangen, lassen die Autoren offen. Ich habe schon oben meinen Bedenken gegenüber dieser Auffassung Ausdruck gegeben und komme weiter unten auf die Widersprüche ihrer bakteriologischen Befunde zu denen anderer Autoren noch zurück. Jedenfalls scheint es mir in keiner Weise bewiesen, daß die von ihnen bei der Appendicitis gefundenen Erreger immer erst aus der Mundhöhle in den Wurmfortsatz hineingewandert sein müssen. Es ist selbstverständlich, daß die Darmstreptokokken von der Mundhöhle oder vom After aus in den Darmkanal eingedrungen sind. Ob das nur einmal im Leben oder immer wieder von neuem geschieht, und wie oft es etwa geschieht, wissen wir nicht sicher. Doch das eine kann man feststellen, ob nämlich die von uns in Ausstrichen der *entzündeten* Wurmfortsätze phagocytiert gefundenen Mikroorganismen sich auch in *nicht entzündeten* Wurmfortsätzen bakterioskopisch und kulturell feststellen lassen oder nicht. Ist das letztere der Fall, so brauchen wir gar keine neue Einwanderung der Erreger von der Mundhöhle aus anzunehmen. Gleichzeitig wäre zu prüfen, ob die von uns als pathogenes Zeichen gedeutete Phagocytose nicht doch schon unter physiologischen Verhältnissen vorkommt, mithin gar nichts beweist. Wir haben deswegen von einer größeren Zahl von Leichenwurmfortsätzen bakterioskopische Ausstriche angefertigt und schließlich auch Kulturen von ihnen angelegt.

Unsere Befunde bei den bakterioskopischen Ausstrichen von Leichenwurmfortsätzen sind in der Tabelle 6 zusammengestellt.

Bezüglich der Einzelergebnisse sei auf die Tabelle verwiesen. In den ersten 5 Fällen, wo nur der Wurmfortsatz, und zwar in seinem distalen Teil, untersucht wurde, ergab sich das zunächst gar nicht erwartete Bild einer gewissen Einförmigkeit der Flora. Es fanden sich geradezu Reinkulturen feiner gebogener, grampositiver oder gramlabiler Stäbchen, welche wir anfangs als diphtheroide Stäbchen bezeichneten, und welche wahrscheinlich den Mikroorganismen entsprechen, die in früheren Kapiteln als Erreger zweiter Ordnung bei der Appendicitis beschrieben worden sind. In anderen Fällen überwogen die feinen Diplokokken, oder die negativen Stäbchen herrschten vor. Oder es fand sich ein Gemisch der positiv und negativ färbbaren feineren Mikroorganismen. Als wir dann aber mehr zufällig auch die proximalen Abschnitte und vor allem das Coecum untersuchten, ergab sich die Tatsache, daß in der Regel wesentliche Unterschiede in der Qualität und Quantität der Bakterienflora der Appendix und des Coecums bestehen (Abb. 26—34). In der Tabelle sind diese Fälle als „positiv" bezeichnet worden. Sehr beachtenswert ist, daß der Umschwung der Bakterienflora von dem distalen Abschnitt des Wurmfortsatzes aus bis zum Coecum sich ganz allmählich vollziehen kann, wie in der Mehrzahl der positiven Fälle, oder auch plötzlich und dann an verschiedenen Stellen des Wurmfortsatzes, bzw. beim Übergang in das Coecum (40, 42, 43, 55). Es hängt das in erster Linie von der Ausdehnung

Tabelle 6. **Wurmfortsätze von Leichen.**

Lfd. Nr.	Sektion Nr.	Alter	Geschlecht	Hauptleiden	Todesursache	Art der Flora im allgemeinen	Befunde in den einzelnen Abschnitten des Wurmfortsatzes	Flora des Coecums
1	1928 371 10. 9.	8 Tg.	w.	Syphilis	Syphilis	Einheitsflora	Unmenge diphtheroider Stäbchen	
2	378 25. 9.	6 M.	m.	Status thymolymphaticus	Chloroformtod	Appendixflora	Überall reichlich negative Stäbchen, vereinzelt positive Stäbchen und Streptokokken	
3	382 2. 10.	8 J.	w.	Icterus gravis	Kachexie	Einheitsflora	Nur granulierte gramlabile Stäbchen	
4	403 15. 10.	14 Tg.	w.	Angeborener Herzfehler	Herzschwäche	Appendixflora	Überall Gemisch von negativen Stäbchen und Kokken, massenhaft diphtheroiden Stäbchen. Vereinzelt positive Diplokokken	
5	448 21. 11.	6 T.	m.	Angeborener Herzfehler	Kreislaufschwäche	Appendixflora	Distal und medial grampositive Streptokokken, Diplokokken und feine gebogene Stäbchen. Daneben gramnegative Stäbchen, vereinzelt plumpere Anaerobierformen	
6	455 24. 11.	54 J.	w.	Nierenexstirpation	Peritonitis (Appendicitis als Zufallsbefund)	Keine Bakterienflora	Leukocyten ohne Bakterien	Kotflora
7	459 29. 11.	72 J.	w.	Augenhöhlentumor	Kachexie	Appendixflora	Distal vorwiegend feine grampositive und gramnegative Kokken und Stäbchen	
8	461 2. 12.	64 J.	w.	Hemiplegie, Arteriosklerose, Gangrän des linken Beines	Streptokokkenallgemeininfektion	Appendixflora	Distal Gemisch feiner grampositiver und gramnegativer Stäbchen und Kokken. Proximal Übergang zur Kotflora (Abb. 26 und 27)	Kotflora

9	463 1. 12.	34 J.	m.	Nieren- und Blasen-tuberkulose	Diffuse eitrige Peritonitis	Kotflora	Gleichmäßige Kotflora	Kotflora
10	464 1. 12.	51 J.	m.	Pleuraempyem	Pleuraempyem	Appendixflora	Ziemlich gleichmäßig zahlreiche grampositive feine Stäbchen, Kokken und plumpere Stäbchen	
11	467 5. 12.	62 J.	m.	Magenkrebs	Kachexie	Appendixflora	Distal mehr feine Kokken und Stäbchen, vereinzelt auch plumpere Gasödembacillenform. Nach dem Coecum zu zunehmende Kotflora	Kotflora
12	468 8. 12.	58 J.	m.	Phlegmone	Sepsis	Appendixflora	Distal überwiegend grampositive Kokken und feine Stäbchen. Daneben vereinzelt andere Bakterien der Kotflora. Zunehmende Anreicherung derselben gegen das Coecum zu	Kotflora
13	470 8. 12.	80 J.	m.	Pyodermie	Allgemein-infektion	Appendixflora	Distal feine positive Diplokokken und spärlich negative Stäbchen. Nach dem Coecum zu zunehmende Kotflora	Kotflora
14	472 14. 12.	20 J.	m.		Tetanus	Atypische Flora	Distal mehr Kotflora, medial reichlich feine positive Stäbchen und Diplokokken. Vereinzelt plumpere positive Stäbchen, nach dem Coecum zu wieder Kotflora unter Zurücktreten oder fast völligem Verschwinden der grampositiven feinen Stäbchen und Diplokokken	Kotflora
15	473 10. 12.	50 J.	w.	Rectumkrebs	Kachexie	Appendixflora	Fast Reinkultur von positiven und negativen Diplokokken	Kotflora

Lfd. Nr.	Sektion Nr.	Alter	Geschlecht	Hauptleiden	Todesursache	Art der Flora im allgemeinen	Befunde in den einzelnen Abschnitten des Wurmfortsatzes	Flora des Coecums
16	475 12. 12.	69 J.	w.	Pneumonie	Kreislaufschwäche	Appendixflora	Distalwärts feine positive Stäbchen und feine und gröbere positive Diplokokken. Daneben spärlich negative Stäbchen und Diplokokken. Auch einzelne positive plumpe Bacillen. Nach dem Coecum zu deutliche Zunahme der Gasödembacillenform und der gramnegativen Stäbchen und Kokken	Kotflora
17	478 14. 12.	43 J.	m.	Ulcus ventriculi	Subphrenischer Absceß	Appendixflora	Gleichmäßig in allen Abschnitten reichlich positive Kokken und Stäbchen und negative Kokken und Stäbchen. Auch positive Fäden und vereinzelte Sporen	Kotflora
18	480 14. 12.	62 J.	w.	Arteriosklerose	Bronchopneumonie	Appendixflora	Distalwärts positive Diplokokken und Stäbchen. Daneben negative Stäbchen, ebenso medial. Proximalwärts auch dickere Diplostreptokokken, sarcine Formen, einzelne plumpe Stäbchen	Im Coecum Kotflora
19	1929 6 1. 1.	64 J.	w.	Cor bovinum	Kreislaufschwäche	Kotflora	Überall Kotflora, doch nehmen die feinen positiven Stäbchen nach dem Coecum zu ab	Kotflora
20	7 3. 1.	11 M.	w.	Idiotie	Staphylokokkeninfektion	Appendixflora	Distalwärts massenhaft feine positive kurze Stäbchen und Kokken und positive feine gebogene Stäbchen	Im Coecum fast Reinkultur von Gasödembacillenform
21	8 3. 1.	3 M.	m.	Pleuraempyem	Pneumonie	Appendixflora	Distalwärts positive Stäbchen und Diplokokken, sowie negative Stäbchen und Kokken	Kotflora

22	9 7. 1.	56 J.	w.	Magenkrebs	Peritonitis carcinom.	Kotflora	Gleichmäßige Kotflora	Kotflora
23	10 5. 1.	74 J.	w.	Darmkrebs	Krebs der Gallenwege	Atypische Flora	Distalwärts nur negative Stäbchen, auch proximalwärts fast Reinkultur negativer Stäbchen	Kotflora
24	11 6. 2.	3 J.	w.	Verbrennungstod	Autointoxikation	Kotflora	Gleichmäßige Kotflora	Kotflora
25	12 8. 1.	48 J.	m.	Magenkrebs	Kachexie	Appendixflora	Distalwärts vorwiegend grampositive Flora. Viele feine Stäbchen, weniger Kokken. Medial dasselbe Bild mit leichter Zunahme der negativen Flora	Kotflora
26	14 9. 1.	64 J.	w.	Emphysem	Bronchopneumonie	Appendixflora	Distalwärts überwiegend grampositive gröbere Diplokokken. Etwas weniger positive feine Stäbchen, nach dem Coecum zu allmählich Kotflora (Abb. 28 und 29)	Kotflora
27	15 9. 1.	4 ½ J.	w.	Nierengeschwulst	Urämie?	Appendixflora	Distalwärts reichlich grampositive Diplokokken, spärlich gramnegative Stäbchen. Nach dem Zentrum zu allmählich zunehmende Kotflora (Abb. 30, 31 und 32)	Kotflora
28	18 9. 1.	56 J.	w.	Reinfektphthise	Dasselbe (Appendicitis als Zufallsbefund)	Appendixflora	Distal und medial hauptsächlich grampositive Diplokokken und spärlich negative Stäbchen. Proximal reichlich Eiterzellen, die nur grampositive Diplokokken phagocytiert haben. Im Coecum Kotflora (Abb. 33 und 34)	Kotflora
29	19 11. 1.	48 J.	w.	Septische Endokarditis	Embolische Hemiplegie	Appendixflora	Distalwärts vorwiegend gramlabile feine gebogene Stäbchen und grampositive Diplokokken. Nach dem Coecum zu Kotflora	Kotflora
30	20 11. 1.	54 J.	m.	Apoplexie	Apoplexie	Atypische Flora	Distalwärts ein kotfloraähnliches Gemisch. Medial vorwiegend feine grampositive Diplokokken und Stäbchen- Die plumperen Stäbchen treten hier ganz zurück	Coecum, Kotflora

Lfd. Nr.	Sektion Nr.	Alter	Geschlecht	Hauptleiden	Todesursache	Art der Flora im allgemeinen	Befunde in den einzelnen Abschnitten des Wurmfortsatzes	Flora des Coecums
31	23 14. 1.	50 J.	m.	Pylorusresektion	Eitrige Peritonitis	Atypische Flora	Distal, medial und proximal Reinkultur negativer Stäbchen	Auch im Coecum vorwiegend negative Stäbchen mit ganz wenigen positiven Stäbchen und Gasödembacillenform. Keine rechte Kotflora
32	25 13. 1.	63 J.	m.	Rectumkrebs	Kachexie	Kotflora	Überall Kotflora	Kotflora
33	26 15. 1.	44 J.	m.	Pneumonie	Herzinsuffizienz	Atypische Flora	Distal vorwiegend negative Stäbchen, medial feine gebogene positive Stäbchen und Diplokokken unter Zurücktreten der negativen Stäbchen. Proximal reine Kotflora	Coecum Kotflora
34	27 15. 1.	44 J.	w.		Tumor des rechten Schläfenlappens	Appendixflora	Distalwärts positive feine gebogene Stäbchen. Spärlich positive Diplokokken. Reichlich negative Stäbchen. Nach dem Coecum zu kotfloraähnliche Zusammensetzung unter Zurücktreten der Gasödembacillenform	Kotflora
35	30 17. 1.	1 J.	w.	Bronchopneumonie	Empyem	Appendixflora	Distalwärts massenhaft positive Diplokokken und Stäbchen, vereinzelt auch plumpere positive Stäbchen und negative Stäbchen. Nach dem Coecum zu zunehmende Kotflora, aber noch mit auffallend viel grampositiven Diplokokken	Kotflora

36	36 23. 1.	80 J.	m.	Apoplexia cerebri	Apoplexia cerebri	Appendixflora	Distalwärts sehr viel positive feine Stäbchen und plumpe Kokken, weniger negative Stäbchen und zerfallende Gasödembacillenformen. Nach dem Coecum zu Überwiegen der negativen Bacillen und der im Zerfall begriffenen Gasödembacillen	Kotflora
37	38 22. 1.	32 J.	m.	Ulcus duodeni	Postoperative Infarcierung des Dünndarms	Atypische Flora	Distalwärts enorme Mengen negativer Stäbchen mit spärlichen positiven feinen Stäbchen. Schon medial beginnende Kotflora	Kotflora
38	41 24. 1.	75 J.	w.	Arteriolosklerose	Apoplexie	Atypische Flora	Distalwärts sehr wenig negative Stäbchen. Medial gar keine Bakterien. Proximal ganz feine positive Stäbchen und feine und plumpe positive Diplokokken. Daneben Gemisch von negativen Stäbchen	Im Coecum Überwiegen der feinen positiven und negativen Stäbchen und Kokken trotz Verdichtung des Bakteriengemisches. Keine Kotflora
39	42 25. 1.	58 J.	w.	Arteriolosklerose	Apoplexie	Appendixflora	Distaler und medialer Abschnitt obliteriert. Proximal deutlich Pneumokokken, positive feine Diplokokken und gebogene Stäbchen. Vereinzelt Sporen und Gasödembacillenformen und Gemisch von negativen Bacillen	Im Coecum Kotflora
40	45 28. 1.	57 J.	w.	Lues cerebri	Bronchopneumonie	Appendixflora	Distalwärts große Mengen von feinen positiven Kokken, vereinzelte positive feine gebogene Stäbchen. Daneben ziemlich viel plumpe positive Diplokokken und Gasödembacillenformen, die sich allerdings schlecht färben. Nach dem Coecum zu Kotflora. Übergang ziemlich schroff	Kotflora

Lfd. Nr.	Sektion Nr.	Alter	Geschlecht	Hauptleiden	Todesursache	Art der Flora im allgemeinen	Befunde in den einzelnen Abschnitten des Wurmfortsatzes	Flora des Coecums
41	48 30. 1.	66 J.	m.	Magenkrebs	Ileus	Atypische Flora	Distal überwiegen bereits negative Stäbchen und Kokken aller Arten. Grampositive Bakterien sind spärlich. Vereinzelte Gasödembacillenformen	Kotflora
42	50 13. 2.	49 J.	m.	Laparotomie (Hernie)	Diffuse eitrige Peritonitis	Atypische Flora	Distal fast nur negative Stäbchen, medial auch positive Diplokokken und Stäbchen, proximal fast nur positive Diplokokken und wenig kurze negative Stäbchen. Ziemlich plötzlicher Übergang zur Kotflora im Coecum	Kotflora
43	51 4. 2.	65 J.	m.	Carcinom des kleinen Beckens	Kachexie. Bronchopneumonie	Appendixflora	Distalwärts feinste positive Diplokokken und Stäbchen, gar keine negativen Stäbchen. Dasselbe medial und proximal. Ziemlich plötzlicher Übergang zur Kotflora im Coecum	Kotflora mit Zurücktreten der negativen Bakterien
44	52 4. 2.	53 J.	m.	Magenkrebs (reseziert)	Bronchopneumonie	Appendixflora	Distalwärts Gemisch positiver feiner Stäbchen und positiver plumper Kokken, daneben aber auch Gasödembacillenformen. Nach dem Coecum zu Auftreten der Kotflora	Kotflora mit Zurücktreten der negativen Bakterien
45	53 5. 2.	62 J.	m.	Emphysem	Herzinsuffizienz	Appendixflora	Distal positive Diplokokken. Daneben negative Kokken und Stäbchen. Schlecht färbbar. Anscheinend in Auflösung begriffen. Medial alle Formen viel besser erhalten. Proximal beginnen sich Gasödembacillenformen stärker beizumischen	Im Coecum Kotflora
46	54 6. 2.	71 J.	m.	Emphysem	Pneumonie	Kotflora	Überall Kotflora	Kotflora
47	70 20. 2.	53 J.	m.	Cholecystotomie	Grippepneumonie	Appendixflora	Distaler Abschnitt obliteriert. Medial positive und negative feine	Kotflora

							Kokken und Stäbchen. Zurücktreten der dickeren Formen. Nach dem Coecum zu Übergang zur Kotflora	
48	71 22. 2.	62 J.	w.	Neurofibromatose	Pneumonie	Appendixflora	Distal ganz feine positive Kokken und zerfallende Stäbchen (Autolyse? postmortal?) Nach dem Coecum zu bessere Färbung. Allmählich Kotflora vorläufig noch mit Überwiegen der negativen Bakterien und Zurücktreten der Gasödembacillenformen	Kotflora
49	75 25. 2.	49 J.	m.	Phthise	Eitrige Perikarditis	Atypische Appendixflora	Distal viel positive Diplokokken und Stäbchen, aber auch plumpere Stäbchen mit Zerfallserscheinungen (Gasödembacillenformen). Viel negative Bakterien	Im Coecum Kotflora
50	76 28. 2.	52 J.	m.	Ulcus ventriculi	Peritonitis	Kotflora	Distal obliteriert. Sonst Kotflora	Kotflora
51	77 25. 2.	4 M.	w.	Pneumonie		Kotflora	Kotflora	Kotflora
52	78 25. 2.	3 J.	w.	Empyem		Atypische Flora	Im ganzen Wurmfortsatz nur negative Stäbchen	Kotflora
53	84 28. 2.	68 J.	m.	Kehlkopfkrebs	Hypostatische Pneumonie	Appendixflora	Distal Überwiegen der feinen positiven Diplokokken und positiven Stäbchen über die negativen Bakterien. Allmählicher Übergang zur Kotflora im Coecum	Kotflora
54	89 1. 3.	8 W.	w.	Bronchopneumonie		Atypische Flora	In allen Abschnitten Überwiegen von staphylokokkenähnlichen Mikroorganismen	Überwiegen von staphylokokkenähnlichen Mikroorganismen Kotflora
55	91 2. 3.	42 J.	w.	Idiopathische Pneumokokkenperitonitis		Appendixflora	Distal feine positive Diplokokken, daneben Gemisch negativer Bakterien. Zunahme der negativen Stäbchen und Verschwinden der positiven Diplokokken im medialen und proximalen Teil. Am Coecum plötzlicher Übergang zur Kotflora	

Lfd. Nr.	Sektion Nr.	Alter	Geschlecht	Hauptleiden	Todesursache	Art der Flora im allgemeinen	Befunde in den einzelnen Abschnitten des Wurmfortsatzes	Flora des Coecums
56	92 2. 3.	34 J.	w.	Lobäre Pneumonie		Kotflora	Überall Kotflora	Kotflora
57	93 2. 3.	47 J.	w.	konfluierende Bronchopneumonie		Kotflora	Überall Kotflora	Kotflora
58	97 4. 3.	69 J.	m.	Altersphthise	Grippepneumonie	Kotflora	Distal obliteriert, in den übrigen Abschnitten Kotflora	Kotflora
59	101 5. 3.	63 J.	w.	Lobäre Pneumonie		Kotflora	Überall kotähnliche Flora mit starkem Hervortreten der negativen Bacillen und Zurücktreten der Gasödembacillenform	Kotflora
60	102 5. 3.	54 J.	m.	Unterschenkelfraktur	Pyämie	Kotflora	Überall Kotflora	Kotflora
61	104 7. 3.	71 J.	m.	Bronchopneumonie	Empyem	Appendixflora	Distal Überwiegen der feinen positiven und negativen Bakterien. Wenig Gasödembacillenformen. Von dem medialen Abschnitt ab bereits Kotflora	Kotflora
62	105 7. 3.	60 J.	m.	Beckenbruch	Harnphlegmone	Kotflora	Überall Kotflora	Kotflora
63	107 9. 3.	28 J.	w.	Phthisis pulmonum		Kotflora	Überall Kotflora	Kotflora
64	111 12. 3.	29 J.	w.	Käsige Pneumonie		Appendixflora	Distal Überwiegen der feinen positiven Stäbchen und etwas gröberen positiven Diplokokken. Daneben reichlich feine negative Stäbchen und Kokken. Proximalwärts zunehmendes Überwiegen der negativen Bakterien	Kotflora
65	47 30. 1.	18 T.	m.	Struma congenita	Bronchitis	Einheitsflora	Überall gleichmäßige Flora von grampositiven und gramnegativen Stäbchen gleicher Art	Im Coecum dieselbe Flora wie im Wurmfortsatz

der Kotmassen im Wurmfortsatz selbst ab. Leider haben wir darüber keine Protokolle oder Zeichnungen angefertigt, wie ich es in der Monographie getan habe. Nur eindrucksgemäß kann die Behauptung aufgestellt werden, daß die sog. Kotflora wirklich an das Vorhandensein von Kot gebunden war. In den Fällen also, in welchen die Wurmfortsätze ganz mit Kot gefüllt waren, ergab sich auch eine gleichmäßige Ausbreitung der Kotflora über alle Teile des Wurmfortsatzes (9, 19, 22, 24, 32, 36, 50, 51, 56, 57, 58, 59, 60, 61, 62), d. h. in 15 Fällen auf 60 = 25%.

Rechnet man die Fälle mit beginnender Kotflora in den medialen und proximalen Abschnitten dazu (11, 12, 13, 14, 16, 26, 27, 29, 33, 34, 35, 36, 37, 41, 44, 45, 47, 48, 53, 61), so wären das noch 20 weitere Fälle, also mit den 15 zusammen 35 = 58%.

Seinerzeit hatte ich über 62% Kotbefunde im normalen Wurmfortsatz berichtet. Nun sind allerdings die untersuchten Wurmfortsätze des Leichenmaterials nicht alle normal gewesen. In chronisch krankhaft veränderten Wurmfortsätzen finden sich, vielleicht wegen der herabgesetzten Kontraktionsfähigkeit, häufiger Kot oder Kotsteine. Es stimmen also die jetzigen bakterioskopischen Befunde nicht ganz mit den bakterioskopischen Kotbefunden aus meiner Monographie überein. Doch ist zu bemerken, daß sich die damaligen Zahlen auf die Vorkriegszeit mit ihren etwas anderen Ernährungsverhältnissen bezogen. Auch ist beachtenswert, daß zu gewissen Jahreszeiten, so z. B. im März die Zahl der stark kothaltigen Wurmfortsätze sich häuft, womit ich nicht behaupten will, daß das überall und in allen Jahren so der Fall sein muß. Es ergibt sich daraus nur, daß man das ganze Problem der Kotfüllung des Wurmfortsatzes auch von dem Standpunkt der Jahreszeit einmal in Angriff nehmen muß, was, soweit ich weiß, noch nicht geschehen ist. Der Wechsel in der Nahrung zwischen Sommer- und Winterzeit bedingt ja nicht nur Veränderungen der Kolistämme, sondern des gesamten Bakteriengemisches. Daß man auch künstlich durch Verfütterung bestimmter Koliarten das ganze Bild der Darmflora ändern kann, hat NISSLE[1] gezeigt. Leider erlaubt unser Material gar keine Schlüsse auf den, vielleicht bestimmenden Einfluß der Nahrung, da wir über diese nichts wissen. Höchsten könnte der Einfluß des Alters aus der Tabelle abgelesen werden. Doch zeigt dieselbe, daß auch bei Säuglingen die Bilder sehr wechseln (1, 2, 3, 4, 20, 21, 51, 54, 65). Bald findet sich im ganzen Wurmfortsatz eine gleichmäßige Kotflora (51), bald zeigen sich die charakteristischen Verschiebungen zwischen den Diplokokken und feinem Stäbchengemisch im distalen Teil bis zur Kotflora im Coecum (20, 21), bald handelt es sich um gleichmäßige Mischkultur grampositiver und gramnegativer gleichlanger Stäbchen (65), bald um förmliche Reinkultur zarter gebogener

[1] NISSLE, A.: Über die Bedeutung bakteriologischer Stuhluntersuchungen bei nichtinfektiösen Darmkrankheiten. Arch. f. Hyg. **103** (1929).

grampositiver Stäbchen (1, 3), bald um eine Reinkultur staphylokokkenähnlicher Mikroorganismen (54). Letzterer Befund stellt eine nicht erklärbare Ausnahme dar. Das betreffende Kind war an Bronchopneumonie gestorben und zeigte nichts von einer Pyodermie. Auch gibt es Fälle von Pyodermie (13) oder Staphylokokkeninfektion (20) ohne Staphylokokkenwucherung im Wurmfortsatz. Wichtig wäre es, in Zukunft den Bakteriengehalt des Wurmfortsatzes bei genau kontrollierten Säuglingen, die nicht an Darmkrankheiten gestorben sind, zu studieren.

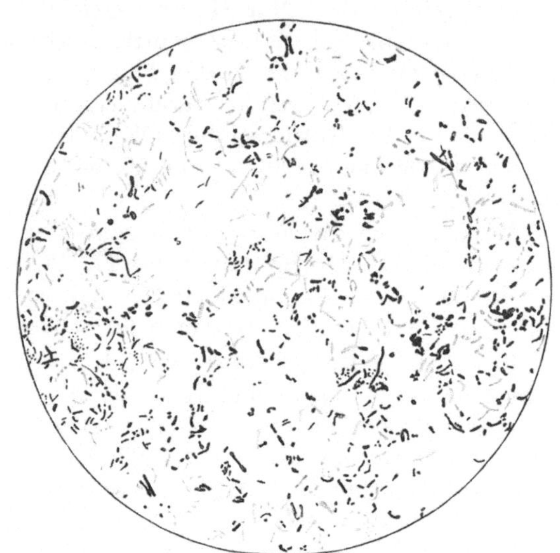

Abb. 26. S. 461/28. Appendix proximal. Übergang zur Kotflora.

Ebensowenig wie für das Alter ließ sich bezüglich der Grundkrankheit ein bestimmender Einfluß auf die Appendixflora feststellen. Unter den Fällen von Empyem, Pneumonie oder Phthise (10, 18, 21, 26, 28, 33, 35, 45, 46, 48, 49, 51, 52, 54, 56, 57, 58, 59, 61, 63, 64) finden sich ebensogut ganz entgegengesetzte Befunde wie in den Fällen von Krebs, Herzleiden, Apoplexie, Nephritis (7, 8, 11, 15, 18, 19, 22, 23, 25, 27, 30, 31, 32, 34, 36, 38, 39, 41, 43, 44, 53). Auch Magendarmgeschwüre zeigen wechselnden Befund (17, 37, 50). So geht es auch mit anderen Krankheitsgruppen. Eine besondere Beziehung hat sich nicht feststellen

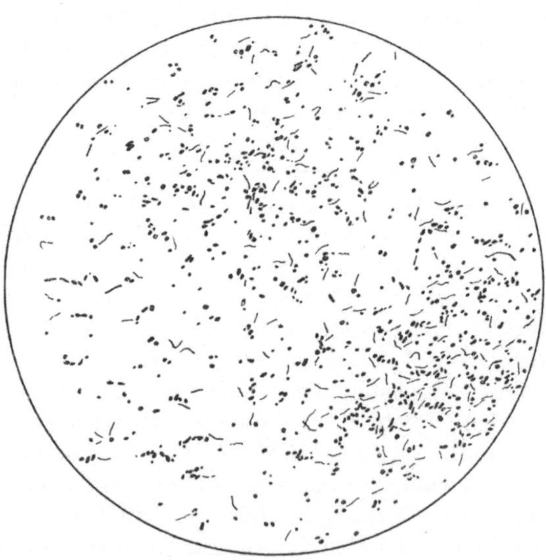

Abb. 28. S. 14/29. Appendix distal. Appendixflora.

lassen. Insbesondere zeigte sich bei den septischen Infektionen (12, 13, 20, 29, 60) gar keine Beeinflussung der Appendixflora durch die betreffenden Erreger. Auch bei der diffusen Peritonitis (9, 42, 50, 55) zeigen sich die gleichen wechselnden Befunde wie sonst. Eine, vielleicht die wichtigste Kategorie von Krankheiten fehlt allerdings in unserem Material, nämlich die der akuten Anginen. Aus begreiflichen Gründen. Die Patienten pflegen nicht daran zu sterben. Wir konnten also die vielerörterte Frage nach den Beziehungen der Appendixflora zu der anginösen Flora nicht lösen. Eine andere Aufgabe, nämlich die Appendixflora mit der gewöhnlichen Bakterienflora der Gaumenmandelkrypten zu vergleichen, ist von uns bereits in Angriff genommen.

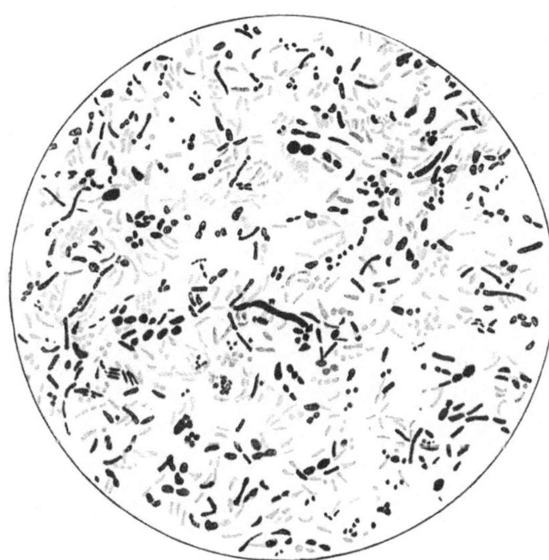

Abb. 27. Derselbe Wurmfortsatz wie Abb. 26. Coecum. Kotflora.

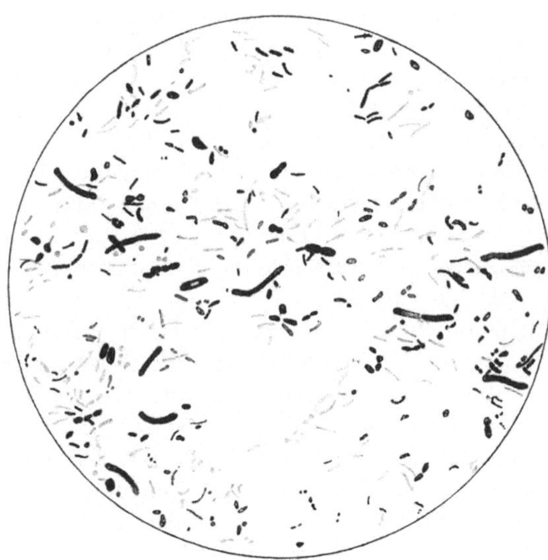

Abb. 29. Derselbe Wurmfortsatz wie Abb. 28. Appendix proximal. Übergang zur Kotflora.

Das eine läßt sich schon jetzt sagen. Wir finden in den Buchten der Tonsillen nicht nur bakterioskopisch die uns vom Wurmfortsatz her bekannten feinen grampositiven Streptokokken, darunter auch typische lanzettförmige pneumokokkenähnliche Formen in ähnlicher Häufigkeit wie in der Appendix, sondern können auch in der Kultur ganz die gleichen Streptokokkenarten, darunter auch die Enterokokken Typus B, züchten, wie wir sie aus entzündlich veränderten und, wie wir noch sehen werden, auch aus sonst gesunden Leichenwurmfortsätzen gezüchtet haben. Unter 15 Fällen wahllos untersuchter Tonsillen von Leichen haben wir

7 mal Streptococcus haemolyticus,

10 mal Pneumokokken und pneumokokkenähnliche Mikroorganismen[1],

6 mal Enterokokken Typus B,

4 mal anhämolytische Streptokokken,

1 mal Enterococcus Typus A,

2 mal Streptococcus viridans

gezüchtet. Das bezieht sich natürlich nur auf das Leichenmaterial.

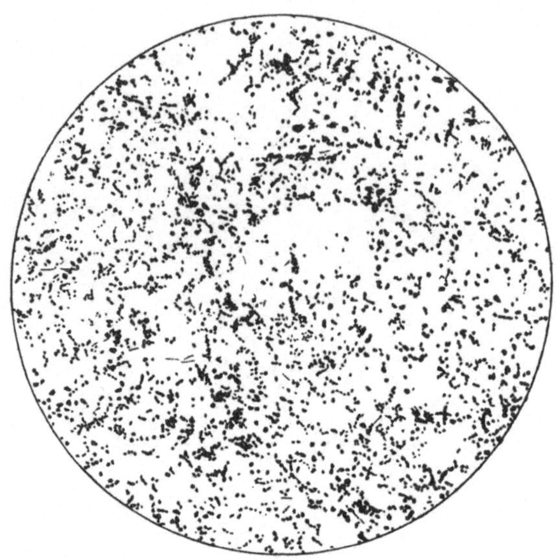

Abb. 30. S. 15/29. Appendix distal. Appendixflora.

Aber gerade hier fanden wir ja auch die eigenartigen Anreicherungen der Diplostreptokokken in dem distalen Abschnitt des Wurmfortsatzes. Wenn also HILGERMANN und POHL schreiben (S. 262), daß sie „bei Rachenabstrichen von 30 klinisch gesunden Menschen meist nur belanglose Keime und nur ganz selten pathogene Bakterien ähnlich denen am Rachen appendicitiskranker Menschen" gefunden haben, so kann das keine allgemeine Gültigkeit beanspruchen. Höchstens könnten damit Unterschiede in der *Virulenz* der Keime gemeint sein. Dazu können wir auf Grund eigener Erfahrungen noch keine Stellung nehmen, kommen aber später auf die Frage zurück.

Neben den positiven Fällen und den Fällen von gleichmäßiger Kotflora finden sich nun noch Fälle, die ich als atypische bezeichnet habe. Hier handelt es sich darum, daß nicht der distale Abschnitt, wie gewöhnlich, von der Flora des Coecums am meisten abweicht, sondern daß der mittlere oder gar proximale Abschnitt sich durch den stärkeren Gehalt an grampositiven feinen Diplokokken oder Stäbchen und gramnegativen Bakterien auszeichnet, während der distale Abschnitt eine

---

[1] Als Pneumokokken wurden alle nicht galleresistenden, auch sonst pneumokokkenähnlichen Streptodiplokokken bezeichnet. Der Widerspruch unserer Befunde zu den Befunden von GUNDEL bedarf weiterer Aufklärung. Da wir leider keine Virulenzbestimmungen durchgeführt haben, können wir auch zu den Feststellungen von WIRTZ [Z. Hals.- usw. Heilk. **23** (1929)] keine Stellung nehmen, um so weniger, als wir kein Material von Lebenden zum Vergleich hatten.

Art Kotflora enthält (14, 20). Oder der mediale Abschnitt ähnelt in seiner Flora derjenigen des Coecums, während distal und proximal ganz andere Bakterien vorliegen (33). Oder endlich der distale Abschnitt enthält nicht etwa, wie gewöhnlich, grampositive Diplokokken und Stäbchen, sondern gramnegative Stäbchen in einer Art Reinkultur, während die positiven Stäbchen und Kokken erst mehr proximalwärts auftreten (37, 38, 41, 42). Endlich sind Fälle zu nennen, wo das Coecum keine Kotflora, sondern ein dem Wurmfortsatz gleiches Bakteriengemisch enthält (31), oder sonstwie durch Zurücktreten der Gasödembacillen (34, 38, 48, 49) oder Hervortreten grampositiver Diplokokken (35), oder Zurücktreten der gramnegativen Stäbchen (43, 44) ausgezeichnet ist. Über die Gründe für diese wechselnden Befunde läßt sich nichts aussagen. Es würde sehr genauer mikroskopischer, womöglich auch chemischer und physikalisch-chemischer Untersuchungen des Kotes und des Inhaltes des Wurmfortsatzes in solchen Fällen bedürfen, um unter Berücksichtigung der bakterioskopischen Befunde und wenn irgend möglich auch der bakteriologischen Züchtungsergebnisse ein

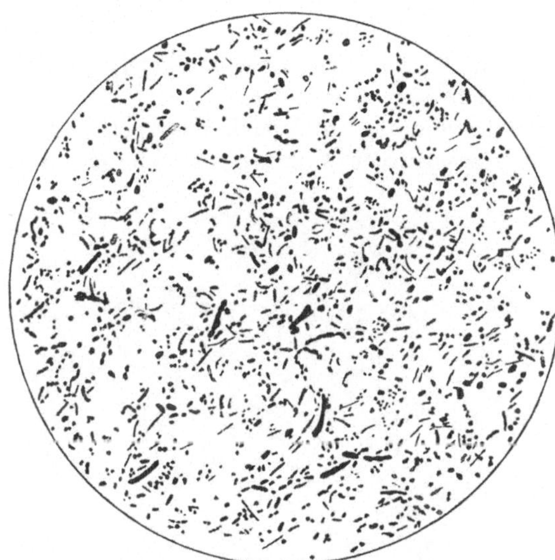

Abb. 31. Derselbe Fall wie Abb. 30. Appendix medial. Übergang zur Kotflora.

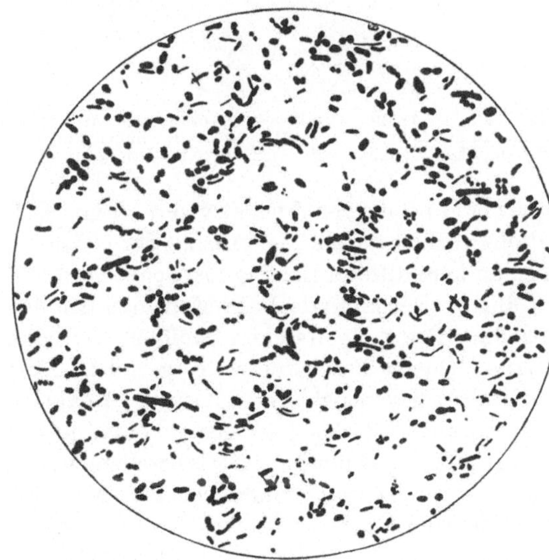

Abb. 32. Derselbe Fall wie Abb. 30, 31. Coecum. Kotflora.

wenig Licht in die komplizierten Verhältnisse zu werfen. Vor allem wird auf eine etwaige Änderung der für das Wachstum der Mikroorganismen so wichtigen, zweifellos auch von der Art der Nahrung beeinflußten Wasserstoffionenkonzentration in den einzelnen Abschnitten des Wurmfortsatzes zu achten sein. Ich muß mich hier auf die Wiedergabe der Tatsachen und auf die Hinweise beschränken.

Noch ein Punkt bedarf der Erwähnung. Mehrfach hatte ich in den Protokollen diktiert, daß die grampositiven Mikroorganismen sich entweder schlecht färbten, d. h. gramlabil waren, oder einen richtigen förmlichen Zerfall zeigten. Das erstere galt vor allem für die feingebogenen Stäbchen. Ob die veränderte oder schwankende Färbbarkeit von dem p_H der Umgebung oder von den sonstigen Lebensbedingungen, dem Alter der Stäbchen usw. abhängt, kann ich nicht sagen. Das zu entscheiden ist Sache der Bakteriologie. Nur bin ich überzeugt, daß es sich hier um dieselben Mikroorganismen handelt, die sich der GRAMschen Färbung gegenüber bald positiv, bald negativ verhalten. Daß solch ein Wechsel des Verhaltens vorkommt und der Ausfall der Gramfärbung für solche Mikroorganismen kein differentialdiagnostisches Merkmal ist, habe ich für andere sich ähnlich verhaltende Bakterien, nämlich den jetzt sog. Pararauschbrandbacillus (GHON-SACHSschen Bacillus), den man früher als Bacillus des malignen Ödems bezeichnete, festgestellt. Aber auch die Diplokokken verlieren gelegentlich ihre positive Reaktion gegenüber der Gramfärbung. Freilich ist das häufiger in entzündeten Wurmfortsätzen, und zwar innerhalb der Leukocyten festzustellen, wovon ich schon gesprochen habe. Der „körnige Zerfall" findet sich gerade an den gasödembacillenähnlichen Stäbchen der Kotflora. Natürlich muß man sich fragen, ob das eine intravitale Erscheinung oder eine postmortale Veränderung ist. Jedenfalls muß man mit der Möglichkeit rechnen, daß gewisse Mikroorganismen dieser Art im Wurmfortsatz zugrunde gehen (Selbstreinigung des Wurmfortsatzes). Ich komme bei der Auswertung der Befunde für die Pathogenese der Appendicitis noch kurz darauf zurück.

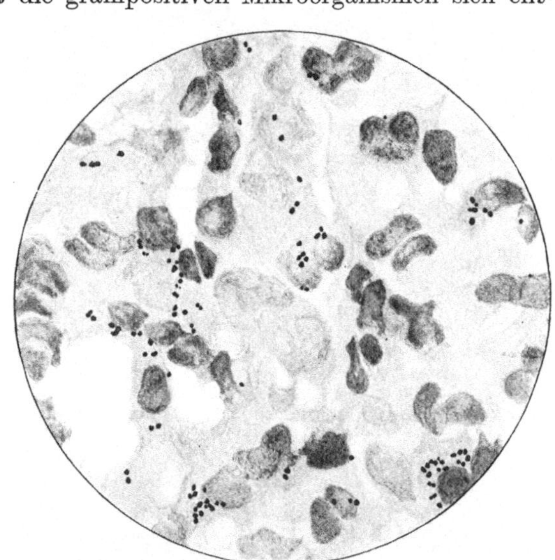

Abb. 33. S. 18/29. Zufallsbefund einer akuten Appendicitis in der Leiche. Appendix proximal. Phagocytose von Diplokokken. Nichts von Kotflora oder Übergang dazu.

Als Überraschung fand sich bei der Untersuchung des Leichenmaterials zweimal ein Wurmfortsatz mit appendicitischer Reizung (6, 28). In dem einen Fall war der Tod infolge von Peritonitis nach einseitiger Nierenexstirpation eingetreten, das andere Mal infolge von Phthise. Einmal fanden sich gar keine Mikroorganismen zwischen oder in den Leukocyten (6), das andere Mal grampositive Diplokokken in den Leukocyten und spärliche gramnegative Stäbchen zwischen denselben.

Da man leicht den Einwand machen könnte, daß die verschiedene Verteilung der Mikroorganismen im Wurmfortsatz der Leiche ein im wesentlichen postmortaler Vorgang wäre, begünstigt durch den stärkeren Zerfall der gasödemähnlichen Gebilde im distalen Abschnitt des Wurmfortsatzes, war es nötig, die gleichen Untersuchungen auch an exstirpierten, noch lebensfrischen Wurmfortsätzen auszuführen. Natürlich kam hier nur ein Vergleich des Inhaltes im distalen, medialen und proximalen Abschnitt miteinander, nicht ein solcher mit dem Inhalt des Coecums in Betracht. Es folgt die entsprechende Tabelle der untersuchten Fälle (Tabelle 7).

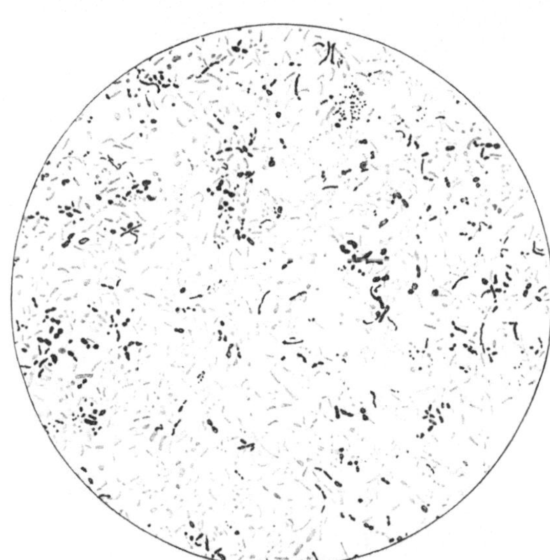

Abb. 34. Derselbe Fall wie Abb. 33. Coecum. Kotflora bzw. Übergang dazu.

Aus der Tabelle läßt sich leicht entnehmen, daß an den lebensfrisch untersuchten Wurmfortsätzen die Bilder der Bakterienflora in ganz der gleichen Weise schwanken wie in den Wurmfortsätzen, welche den Leichen entnommen worden sind. Am häufigsten finden sich positive Fälle, d. h. solche, bei welchen distal vorwiegend grampositive Stäbchen, wohl auch negative Stäbchen, aber kaum irgendwelche gröberen oder plumperen positiven bzw. negativen Stäbchen gefunden worden sind. Vielfach nähert sich die Zusammensetzung demjenigen Bild, welches wir als Kotflora bezeichnet haben. In bestimmten Fällen stimmt es ganz mit diesem Bilde überein. Unter den 20 untersuchten Fällen zeigte die Hälfte ein positives Bild, entweder rein, oder angedeutet (2, 7, 8, 9, 11, 12, 13, 15, 16, 17). In anderen Fällen fand sich in allen Abschnitten eine Kotflora (1, 4, 6, 10). Ein mehr gleichmäßiges, vorwiegend aus positiven Diplokokken, positiven Stäbchen und Fäden

Tabelle 7. **Bakterioskopische Ausstriche aus „gestohlenen“ oder unter irrtümlicher Diagnose entfernten Wurmfortsätzen.**

Lfd. Nr.	Journ.-Nr.	Alter	Geschlecht	Klinische Diagnose	Histologische Diagnose	Leukocyten und Phagocytose	Flora im allgemeinen	Flora der einzelnen Abschnitte
1	1928 2461 30. 11.	17 J.	m.	Unbekannt	Keine Appendicitis	Keine Leukocyten	Kotflora	Kotähnliches Bakteriengemisch.
2	2574 14. 12.	20 J.	w.	Seit 3 Tagen heftige Schmerzen	Keine Appendicitis	Keine Leukocyten	Appendixflora	Ganz feine positive Stäbchen Positive leicht gebogene Stäbchen und positive Diplokokken. Nach dem proximalen Teil zu zunehmende dickere positive Kokken und Stäbchen
3	2526 28. 12.	4 J.	w.	Seit 3—4 Tagen Beschwerden	Keine Appendicitis, Oxyuren	Keine Leukocyten	Atypische Appendixflora	Positive feine Diplokokken und plumpe Diplokokken und feine Fäden. Zweifellos stärkeres Gemisch wie bei Appendicitis
4	1929 33 5. 1.	5 J.	m.	Seit 1 Tag Beschwerden	Keine Appendicitis. Askarideneier	Keine Leukocyten	Kotflora	Kotflora in allen Abschnitten
5	42 5. 1.	31 J.	w.	Akute Appendicitis	Völlige Obliteration	Keine Leukocyten	Keine Flora	Kein Inhalt, da obliteriert
6	47 7. 1.	22 J.	w.	Gravid. Anfall seit 20 St.	Keine Appendicitis	Keine Leukocyten	Kotflora	Kotflora in allen Abschnitten
7	122 16. 1.	3½ J.	m.	Lymphknotenhyperplasie an der Appendix. Leichte Peritonitis	Keine Appendicitis	Keine Leukocyten	Appendixflora	Distal vorwiegend feine positive Kokken, daneben negative Kokken und Stäbchen. Gegen den proximalen Teil zu Kotflora
8	148 18. 1.	unbesk.	w.	Seit 12 Std. krank. Temperatur 39°	Keine Appendicitis. Darmgrippe?	Leukocyten im Lumen, nicht in der Wand	Appendixflora	Distalwärts feine positive Diplokokken, positive Stäbchen und Fäden und negative Stäbchen. Proximalwärts zunehmende Kotflora

9	287 4. 2.	22 J.	w.	Appendicitis acuta	Keine Appendicitis. Askarideneier	Keine Leukocyten	Appendixflora	Unmenge negativer Kokken, daneben positive Diplokokken und feine Stäbchen. Ganz vereinzelt ganz wenige positive plumpe Stäbchen. Proximalwärts zunehmende Kotflora
10	489 28. 2.	30 J.	w.	Seit 5 Tagen appendicitische Schmerzen	Keine Appendicitis. Askarideneier	Keine Leukocyten	Kotflora	Distal obliteriert; medial und proximal kotfloraähnliches Gemisch, fast ohne positive Diplokokken
11	399 15. 2.	25 J.	w.	Appendicitis acuta ?	Frische Periappendicitis, wahrscheinlich v. Salpingitis ausgehend	Keine Leukocyten	Appendixflora	Distalwärts überwiegen die grampositiven Formen in einem an Kotflora erinnernden Gemisch. Proximalwärts zunehmende Kotflora mit starkem Gehalt an negativen Bakterien
12	402 16. 2.	16 J.	w.	Beschwerden seit 2 Tagen, plötzlich stärker werdende Schmerzen	Keine Appendicitis. Askarideneier	Keine Leukocyten	Appendixflora	Distal kotähnliche Flora mit Neigung der plumpen Bakterien zum Zerfall. Proximalwärts reine Kotflora
13	438 21. 2.	17 J.	w.	Seit 2 Tagen typische Schmerzen. Letzte Woche Grippe	Keine Appendicitis	Keine Leukocyten	Appendixflora	Distal sehr wenig Mikroorganismen, medial viel positive feine und gröbere Diplokokken, daneben größere Mengen negativer Stäbchen. Proximalwärts Kotflora
14	440	15 J.	w.	In der Anamnese Grippe, seit 14 Tagen deutlich lokalisierte Beschwerden	Keine Appendicitis	Keine Leukocyten	Atypische Appendixflora	Überall Überwiegen der negativen Bakterien. Die positiven Bakterien zeigen deutliche Zerfallserscheinungen
15	567 9. 3.	21 J.	w.	Seit 3 Wochen Schmerzen im Unterleib. Appendicitis?	Keine Appendicitis	Keine Leukocyten	Appendixflora	Distalwärts negative und positive Bakterien. Besonders viel feine gebogene Stäbchen, zum Teil wie fusiforme Bacillen aussehend. Proximalwärts Kotflora

Lfd. Nr.	Journ.-Nr.	Alter	Geschlecht	Klinische Diagnose	Histologische Diagnose	Leukocytose und Phagocytose	Flora im allgemeinen	Flora der einzelnen Abschnitte
16	586 11. 3.	7 J.	m.	Vor 8 Tagen mit Schmerzen erkrankt	Keine Appendicitis	Keine Leukocyten	Appendixflora	Feine positive und negative Kokken und Stäbchen im distalen Abschnitt. Proximalwärts zunehmend das Bild der Kotflora.
17	611 13. 3.	22 J.	w.	Seit 2 Tagen Schmerzen (periappendicitischeReizung)	Keine Appendicitis	Keine Leukocyten	Appendixflora	Distalwärts feine positive gebogene Stäbchen und positive Diplokokken. Ebensoviel negative kurze Stäbchen. Proximalwärts in den Kotpflanzenmassen reichliches Gemisch von negativen und positiven Kokken und Stäbchen mit vereinzelten plumpen Gasödembacillenformen. Keine rechte Kotflora im proximalen Abschnitt
18	662 18. 3.	24 J.	m.	Akute Appendicitis	Keine Appendicitis (Kotstein distal)	Keine Leukocyten	Appendixflora	Überwiegend negative feine Stäbchen und gebogene Stäbchen neben positiven Kokken und Stäbchen, überall außerhalb des Kotsteines
19	670 18. 3.	19 J.	m.	Akute Appendicitis	Keine Appendicitis (Kotstein distal)	Keine Leukocyten	Appendixflora	Distal feine positive Diplokokken und Stäbchen und vorwiegend kurze negative plumpe Stäbchen. Proximalwärts nehmen die feinen positiven Diplokokken noch zu. Keine Kotflora
20	696 24. 3.	21 J.	m.	Seit 4 Tagen Schmerzen, Hitzegefühl. Übelkeit	Keine Appendicitis	Keine Leukocyten	Unbestimmbar	Keine besonderen Mikroorganismen, da zu wenig Inhalt erhältlich

bestehendes Gemisch lag in Fall 3, ein vorwiegend aus negativen Bakterien und Kokken bestehendes Gemisch in Fall 14, eine Mischung aus positiven Diplokokken und Stäbchen mit negativen Stäbchen in den Fällen 18 u. 19 vor. Auch hierbei gab es noch Besonderheiten, in dem auch bei relativer Gleichmäßigkeit Schwankungen zwischen vorwiegend positiven Mikroorganismen und vorwiegend negativen Mikroorganismen vorkommen (Fall 19). Berechnet man die Fälle mit vollständiger oder teilweiser Kotflora ($10 + 4 = 14$) auf die Gesamtzahl, so ergibt sich $14 : 20 = 70\%$. Diese Zahl übersteigt etwas die früher von mir angegebene Zahl von 62% in der Norm kothaltiger Wurmfortsätze. Aber nicht wesentlich. Nimmt man nur die Fälle mit gleichmäßiger Kotflora, so würden das $4 : 20 = 20\%$ sein. Wir hätten demgegenüber bei den Wurmfortsätzen aus der Leiche die Zahlen 58% (statt 70%) und 25% (statt 20%). Man sieht ohne weiteres, daß die Befunde an den Leichenwurmfortsätzen nichts Besonderes darbieten. Jedenfalls sind sie nicht durch postmortale Veränderungen zu erklären, da sie mit den Befunden an den lebensfrisch untersuchten zufällig exstirpierten Wurmfortsätzen so weitgehend übereinstimmen. Man wird also die aus den

Abb. 35. J.-Nr. 702/29. Appendix distal. Appendixflora.

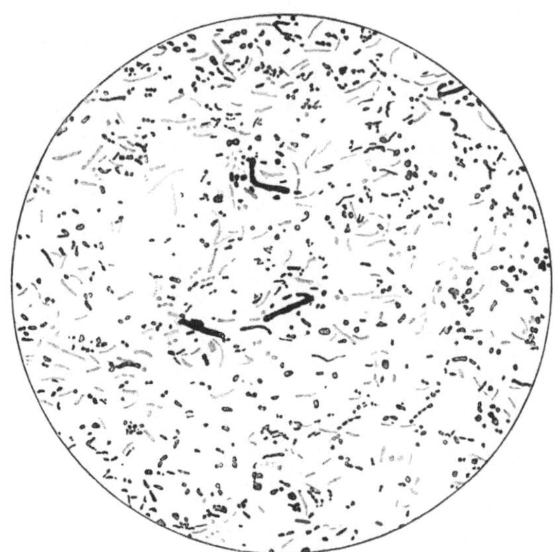

Abb. 36. Derselbe Fall wie Abb. 35. Appendix medial. Übergang zur Kotflora.

Tabelle 8. **Fälle von abgelaufener Appendicitis. Bakterioskopische Anstriche.**

Lfd. Nr.	Journ.-Nr.	Alter	Geschlecht	Klinische Diagnose	Histologische Diagnose	Leukocyten u. Phagocytose	Flora im allgemeinen	Flora in den einzelnen Abschnitten
1	1929 22 3. 1.	73 J.	unbek.	Keine sichere Diagnose	Fibrose der Appendix	Keine Leukocyten	Appendixflora	Distal vorwiegend feine positive Stäbchen und Kokken. Sehr spärlich negative Bacillen. Proximalwärts viel gramnegative Stäbchen und plumpere positive Stäbchen. Keine rechte Kotflora
2	96 14. 1.	25 J.	w.	Chronische Appendicitis	Kein besonderer Befund	Keine Leukocyten	Appendixflora	Distal positive Diplostreptokokken (kulturell Enterokokken gezüchtet), proximalwärts positive plumpe Stäbchen und Sporen. Beginnende Kotflora
3	310 8. 2.	18 J.	w.	Chronische Appendicitis	Fibrose der Appendix	Keine Leukocyten	Appendixflora	Gewirr von positiven und negativen Mikroorganismen im ganzen Wurmfortsatz. Keine Gasödembacillenformen. Keine richtige Kotflora
4	336 9. 2.	21 J.	w.	Chronische Appendicitis	Fibrose der Appendix	Keine Leukocyten	Appendixflora	Distal ziemlich viel feine positive Diplokokken, daneben feine negative Stäbchen. Proximalwärts zunehmende Beimischung von dikkeren Stäbchen, aber keine rechte Kotflora
5	356 13. 2.	17 J.	w.	Chronische Appendicitis	Abgeklungener Anfall	Keine Leukocyten	Appendixflora	Distal feine positive Kokken und Stäbchen. Proximalwärts zunehmende Kotflora
6	486 28. 2.	23 J.	m.	Chronische Appendicitis	Leichte Reizung mit etwas vermehrten Leukocyt. in der Wand	Keine Leukocyten im Lumen	Kotflora	Kotfloraähnliches Bild. Die positiven plumperen Stäbchen in Zerfall begriffen
7	702 23. 2.	36 J.	m.	Chronische Appendicitis	Kein besonderer Befund	Keine Leukocyten	Atypische Appendixflora	Distalwärts fast Reinkultur von koliähnlichen negativ. Stäbchen. Proximalwärts Kotflora (Abb. 35 und 36)
8	716 25. 2.	35 J.	m.	Chronische Appendicitis	Fibrose der Appendix	Keine Leukocyten	Kotflora	Distal obliteriert; medial und proximal Kotflora

Leichenwurmfortsätzen gezogenen Schlüsse auch auf die Verhältnisse bei den Lebenden übertragen müssen.

Schließlich wären noch Fälle von abgelaufener Appendicitis zu prüfen. Solche Wurmfortsätze werden ja sehr häufig im Intervall entfernt. Es wäre denkbar, daß sich die Bakterienflora, wie wir sie im gewöhnlichen Wurmfortsatz finden, nach einem Anfall nicht wieder bildet. Die Neubildung der Flora kann jedenfalls ebenso gut im Sinne der Appendixflora wie im Sinne der Coecumflora geschehen. Ich habe 8 Fälle daraufhin geprüft, worüber die Tabelle 8 Auskunft gibt.

Im großen und ganzen fanden sich die gleichen Verhältnisse wie in den nicht entzündlich veränderten Leichen- und zufällig exstirpierten Wurmfortsätzen. In der Regel sind in den distalen Abschnitten vorwiegend feine grampositive Diplokokken und Stäbchen mehr oder weniger mit gramnegativen Bakterien gemischt vorhanden. Proximalwärts nehmen die gramnegativen Bakterien und die plumperen grampositiven Formen bis zu den Gasödembacillenformen zu (1, 2, 4, 5). In anderen Fällen sind distal Reinkulturen von koliähnlichen Bacillen zu sehen, während proximalwärts die Kotflora das Bild beherrscht (7) (Abb. 35 und 36). Oder es gibt gleichmäßige Bilder über den ganzen Wurmfortsatz hin, und zwar gewöhnlich eine Kotflora (6, 8), oder ein Gemisch grampositiver oder gramnegativer Bakterien ohne die für die Kotflora so charakteristischen Gasödembacillen.

IV. Schlußfolgerungen.

Fasse ich jetzt die bakterioskopischen und bakteriologischen Untersuchungen an entzündeten und nicht entzündeten Wurmfortsätzen zusammen, so muß ich als wichstigste Tatsache, von der alle weiteren Überlegungen ausgehen sollen, das Vorkommen einer eigenartigen Bakterienflora im distalen Drittel des Wurmfotsatzes hervorheben. Untersuchen wir, von dem Coecum und seiner Kotflora ausgehend, die Veränderungen, welche sich an dem Inhalt vollziehen, so besteht das erste Zeichen in einem Zurücktreten der plumpen Bakterienformen, besonders der sporenhaltigen, die man wohl zur Gruppe der Gasödembacillen rechnen muß. In der Regel lassen sie sich noch im proximalen Abschnitt, weniger im medialen Abschnitt und, wenigstens in dem kotfreien Wurmfortsätzen, gar nicht mehr im distalen Drittel nachweisen. In ähnlicher Weise, wenn auch nicht so schnell, vermindert sich der Anteil der gramnegativen Flora, welche im Coecum gewöhnlich das Übergewicht besitzt. Je mehr man sich dem distalen Drittel nähert, um so mehr macht sie der grampositiven Flora Platz. Aber auch diese letzte ändert sich, indem die plumpen Formen von Kokken, von Diplo- und Streptokokken, sowie die mittelgroßen Stäbchen verschwinden, bis schließlich nur feine grampositive Diplokokken und feine, leicht gebogene grampositive Stäbchen übrig bleiben, d. h. gerade diejenigen Mikroorganismen, die wir auch in den Ausstrichpräparaten der akuten Appendicitis als vorwiegend phagocytierte Mikroorganismen so häufig angetroffen und deswegen als die gewöhnlichen Erreger der Appendicitis angesprochen haben. Natürlich kann man nicht von einer Reinkultur derselben sprechen. Vereinzelte Exemplare oder auch größere Mengen ganz feiner gramnegativer Stäbchen, wie wir sie oben als influenzaähnliche Mikroorganismen beschrieben haben, oder gramnegativer kolibakterienähnlicher Stäbchen lassen sich fast immer nachweisen. Ausnahmsweise überwiegt die gramnegative Flora auch im distalen Abschnitt. Im allgemeinen gilt aber die oben entwickelte Regel. Daß sich auch richtige Streptokokkenketten oder an Pneumokokken erinnernde Gebilde im Inhalt des normalen Wurmfortsatzes finden können, muß unterstrichen werden.

Wovon hängt nun diese verschiedene und doch im gewissen Sinne regelmäßige Verteilung der bakteriologischen Flora im Wurmfortsatz, die ja die Vorbedingung für das Entstehen der so häufig distal lokalisierten Appendicitis ist, ab? Als wichtigstes Moment möchte ich die positive bzw. negative Kotfüllung anführen. Je weiter hinauf und je gleichmäßiger der Wurmfortsatz mit Kot gefüllt ist, um so gleichmäßiger ist im großen und ganzen die Flora. Aber selbst bei Kotfüllung bis zum distalen Ende lassen sich im Kot selbst Unterschiede der Flora feststellen. Haben sich isolierte Kotballen gebildet, so findet sich hier natürlich ein anderes Bild als in der umgebenden nicht kothaltigen Lichtung. Dort, wo nur eine Art Schleim das Lumen füllt, tritt die eigentliche Kotflora zugunsten der zarteren Mikroorganismen, besonders der grampositiven zurück. Da aber der Kot selbst in seiner Flora wechselt, so muß es in erster Linie die räumliche Beziehung zu der Kotmasse im Coecum sein, welche die Bakterienflora des Wurmfortsatzes in seinen verschiedenen Abschnitten bestimmt. Je mehr wir uns von der Kotsäule des Coecums entfernen und je mehr wir uns dem blinden Abschnitt des Wurmfortsatzes nähern, um so deutlicher wird die Abweichung von dem Bilde der gewöhnlichen Kotflora. Es müssen also in dem Sekret des Wurmfortsatzes selbst Stoffe wirksam sein, welche die Entwicklung der gewöhnlichen Kotflora hemmen (Selbstreinigung des Wurmfortsatzes). Oder umgekehrt, die Kotflora kann nur dort aufblühen, wo wirklicher Kot vorhanden ist. Wahrscheinlich wird auch noch eine gewisse Frische des Kotes Voraussetzung für die Entwicklung der Kotflora sein. Umgekehrt finden dort, wo die Kotflora nicht zur richtigen Entwicklung gelangt, die mehrfach erwähnten grampositiven Diplokokken und Stäbchen neben bestimmten gramnegativen Mikroorganismen einen besonders guten Nährboden. Leider war es bei den Leichenwurmfortsätzen nicht so leicht festzustellen, wie sich die Flora zu den einzelnen Abbiegungen des Wurmfortsatzes verhielt. Da nach dem chirurgischen Beobachtungsmaterial zu beurteilen der distale Teil mehr oder weniger abgebogen zu sein pflegt, so könnte man auch sagen, daß die Abbiegung mit ihrer gewissen Sekretveränderung im abgebogenen Teil die Entwicklung der *Appendixflora,* wie ich sie nennen möchte, gegenüber der Coecumflora begünstigt. Mit der Feststellung der Häufigkeit des Vorkommens einer richtigen Appendixflora im distalen Abschnitt des Wurmfortsatzes ist auch die gelegentlich von Röntgenologen zu hörende Behauptung, daß sich der Wurmfortsatz bei jeder Verdauungsperiode genau so wie der übrige Dickdarm mit Kot *bis zur Spitze füllt* und wieder entleert oder die Behauptung Rickers, daß der Wurmfortsatz die gleiche lebhafte Peristaltik habe wie der übrige Darm, widerlegt. Sonst könnte auf eine so kurze Strecke von wenigen Zentimetern, bei Fehlen eines wirksamen Klappenmechanismus keine so große Verschiedenheit der Bakterienflora eintreten. Oder man müßte annehmen, daß die kurze Zeit zwischen zwei Verdauungsperioden genügt, um jedesmal einen solchen Wechsel der Flora in der Appendix herbeizuführen. Solange das nicht bewiesen ist, müssen wir an einer unregelmäßigen bzw. mangelhaften Füllung des Wurmfortsatzes unter physiologischen Verhältnissen festhalten und annehmen, daß das Sekret der Wurmfortsatzschleimhaut in dem distalen Abschnitt länger verweilt als im proximalen, und dadurch eine besondere Wirksamkeit erhält. Ob diese Wirksamkeit des Sekrets einfach auf seiner physikalisch-chemischen oder seiner chemischen Eigenart beruht, vermögen wir nicht zu sagen. Darüber müßten noch vergleichende Untersuchungen des Inhaltes der verschiedenen Wurmfortsatzabschnitte und des Coecuminhaltes stattfinden.

Jedenfalls ist es Tatsache, daß in den distalen Abschnitten des Wurmfortsatzes gerade diejenigen Organismen sich anzureichern pflegen, welche auch den appendicitischen Anfall auslösen. Zwischen diesen beiden Tatsachen muß eine Verbindung bestehen. Allerdings könnte man auch eine Vermutung ganz anderer Art aufstellen. Man könnte sagen, die Appendicitis wird durch ein unbekanntes Virus hervorgerufen. Da nun in dem distalen Abschnitt des Wurmfortsatzes vorwiegend grampositive Kokken und Stäbchen gefunden werden, so versteht man leicht, daß sie bei dem Entzündungsvorgang phagocytiert werden. Deshalb brauchen sie keineswegs die Erreger der Appendicitis zu sein. Solange wir aber diesen unsichtbaren hypothetischen Erreger der Appendicitis nicht kennen, und solange wir mit Wahrscheinlichkeit schließen dürfen, daß die Appendicitis, wie die histologisch sehr ähnliche Cholecystitis, durch bestimmte Bakterien hervorgerufen wird, so lange werden wir uns an die sichtbaren und nicht an die unsichtbaren Mikroorganismen halten.

Hier wäre allerdings der Einwand berechtigt, daß die in dem distalen Abschnitt nicht entzündeter Wurmfortsätze angereichert gefundenen feinen Diplostreptokokken mit dem von uns aus entzündeten Wurmfortsätzen gezüchteten Mikroorganismen gar nichts zu tun haben. Es könnte sich ja um ganz andere Mikroorganismen handeln. Jedenfalls muß erst der Beweis geliefert werden, daß auch aus ganz entzündungsfreien Wurmfortsätzen die gleichen Mikroorganismen kulturell zu gewinnen sind wie aus den entzündeten. Wir haben dazu sowohl angeblich normale, vorwiegend gestohlene Wurmfortsätze wie auch Leichenwurmfortsätze benützt. Die Durchführung dieser Untersuchungen war nicht so einfach, wie es ursprünglich schien. Um ganz sicher zu sein, daß wir es wirklich mit entzündungsfreien Wurmfortsätzen zu tun hatten, wurden alle für die bakterioskopischen und bakteriell-kulturellen Untersuchungen eröffneten Wurmfortsätze nachträglich gehärtet und mikroskopisch, besonders im Oxydasepräparat, untersucht. Dabei stellte sich mehrfach zu unserer schmerzlichen Überraschung, natürlich erst nachträglich, heraus, daß die ganze bakteriologische Untersuchung hinfällig war, weil sich histologisch doch eine Appendicitis fugax ergab, die weder klinisch noch makroskopisch-anatomisch, noch im Ausstrich festgestellt werden konnte. So blieb für die endgültige Verwertung nur eine kleine, aber darum zuverlässige Zahl von Fällen über. Sie folgen in der Tabelle 9.

Aus ihr geht hervor, daß tatsächlich dieselben Mikroorganismen, die wir aus den entzündeten Wurmfortsätzen gezüchtet hatten, auch aus den entzündungsfreien gezüchtet werden können. So kann man wohl mit gutem Recht behaupten, daß die sich physiologischerweise im gesunden Wurmfortsatz anreichernden feinen grampositiven Diplostreptokokken der Gruppe der Mundstreptokokken, Enterokokken A und B, sowie der der anhämolytischen Streptokokken angehören. Ja, wir haben sogar echte Pneumokokken und einmal einen stark hämolysierenden Streptokokkus gefunden.

Wir dürfen danach annehmen, daß diese Mikroorganismen schon physiologischerweise wie in den Tonsillen (s. oben S. 83) so auch in der Appendix vorkommen. Daß dabei die abgewandelten Enterokokkenformen ebenso häufig oder häufiger als die Mundstreptokokken gefunden werden, entspricht ganz dem von GUNDEL für die Darmflora entwickelten Standpunkt. Es handelt sich um einfache Standortsvarietäten der Mundstreptokokken überhaupt. Natürlich stammen sie alle einmal von der Mundhöhlenflora. So auch die Pneumokokken und die hämolysierenden Streptokokken. Aber sie sind nicht etwa überraschend oder in besonders großer Zahl von der Mundhöhle aus in den Wurmfortsatz vorgedrungen, um hier eine Appendicitis auszulösen, sondern sie leben in ungeheuren Mengen schon physiologischerweise im distalen Abschnitt des Wurmfortsatzes.

Mit der Anreicherung der sog. Appendixflora im distalen Abschnitt des Wurmfortsatzes ist es aber nicht getan. Im Gegenteil wird dadurch das Problem erst recht gestellt. Wir können aus den oben angeführten Gründen es ausschließen, daß die Erreger der Appendicitis, sei es hämatogen, sei es enterogen, sozusagen frisch in den Wurmfortsatz

Tabelle 9. **Untersuchungen von nicht entzündeten Wurmfortsätzen auf Streptokokken.**

Lfd. Nr.	Name Alter	Geschlecht	Histologische Diagnose	Ergebnisse der bakteriologischen Züchtung
1	S., 23 J.	♀	Kein Zeichen von Appendicitis	Anhämolytischer Streptokokkus
2	M., 38 J.	♀	Keine Zeichen von Appendicitis	Keine Streptokokken
3	B., 39 J.	♂	Keine appendicitische Reizung	Enterokokken Typ B
4	D., 13 J.	♀	Keine appendicitische Reizung	Enterokokken Typ A
5	H., 30 J.	♂	Keine Zeichen von Appendicitis	Keine Streptokokken
6	R., 20 J.	♀	Keine Zeichen von Appendicitis	Enterokokken Typ A und Typ B
7	P., 50 J.	♂	Keine Zeichen von Appendicitis	Anhämolytische Streptokokken und Enterokokken Typ B
8	K., 10 J.	♂	Keine Zeichen einer Appendicitis	Pneumokokken
9	D., 20 J.	♀	Keine Zeichen einer Appendicitis	Streptococcus haemolyticus
10	K., 66 J.	♂	Keine Zeichen einer Appendicitis	Enterokokken Typ B
11	B., 6 J.	♂	Keine Zeichen einer Appendicitis	Enterokokken Typ B
12	S., 19 J.	♀	Keine Zeichen einer Appendicitis	Enterokokken Typ B
13	M., 3 J.	♂	Keine appendicitische Reizung	Enterokokken Typ A
14	K., 13 J.	♀	Keine appendicitische Reizung	Anhämolytische Streptokokken
15	F., 27 J.	♀	Keine appendicitische Reizung	Hämolytische Streptokokken
16	W., 48 J.	♀	Keine Zeichen einer Appendicitis	Enterokokken Typ B
17	D., 24 J.	♂	Keine Zeichen einer Appendicitis	Enterokokken Typ B
18	B., 18 J.	♂	Keine Zeichen einer Appendicitis	Enterokokken Typ A

hineingelangt sind, sondern wir müssen folgern, daß sie sich so gut wie immer darin vorfinden. Es sind also ähnliche Verhältnisse, wie wir sie für die Pneumokokken und Streptokokken der Mundhöhle, für die Streptokokken der Vagina, für die Koli- und Proteusarten der Fossa navicularis annehmen müssen. Es tritt demnach als wichtigste Frage die nach der Ursache der *Virulenzsteigerung* an uns heran. Schon im Beginn meiner Appendicitisstudien habe ich die Möglichkeit erwogen, „ob nicht eine spontane Virulenzsteigerung der in dem retinierten Sekret an und für sich vorhandenen Bakterien stattfinden könne“ (Monographie 1908, S. 97).

Nun wissen wir über die letzten Gründe solcher Virulenzsteigerung nichts. Denkbar wäre ja noch immer, daß an sich harmlose Bewohner der Appendix, welche bei einem bestimmten Individuum zufällig virulent geworden sind, nun von diesem aus auf andere Individuen übertragen werden, sich dort mit den bereits vorhandenen avirulenten Appendixbewohnern mischen, aber doch genügend starke Reize ausüben, um eine Appendicitis zu erzeugen. Für solche Kontagionsmöglichkeiten sprechen besonders die neuerdings veröffentlichten Beobachtungen von FONIO und RIEDER, sowie diejenigen von HILGERMANN und POHL. Allerdings haben CHRISTELLER und E. MAYER gezeigt, daß die Ziffern der Erkrankten bei FONIO und RIEDER[1] [2] die Wahrscheinlichkeitszahlen nicht übertreffen. Vorläufig muß also die Kontagiosität der Appendicitis noch als nicht genügend gestützt angesehen werden. Dagegen scheint mir an dem endemieartigen Anschwellen der Appendicitis kaum ein Zweifel möglich. Ich glaube selbst eine solche Endemie im Kaiserstuhl beobachtet zu haben. FONIO und RIEDER müssen andererseits zugeben, daß eine direkte Erkrankung durch Kontagion schwer zu beweisen ist. Sie glauben daher, daß das Eindringen des Erregers in den Körper des Erkrankten schon längere Zeit vorher stattgehabt hat. Dann tritt doch wieder die Frage an uns heran, warum die stille Infektion zu einer klinisch bemerkbaren geworden ist. Gegen eine jedesmalige frisch stattfindende exogene Infektion spricht auch der Umstand, daß die Zahl der akuten, aber leichten Appendicitisanfälle noch sehr viel größer ist, als man gewöhnlich annimmt (LUHMANN[3]). Um diese große Häufigkeit zu erklären, liegt die Annahme viel näher, daß die schon *normalerweise* im Wurmfortsatz vorhandenen Mikroorganismen aus den verschiedensten Gründen sehr leicht eine besondere Angriffsfähigkeit gegenüber den Wandungen des Wurmfortsatzes bekommen. Daran, daß diese Mikroorganismen irgend einmal von außen auf dem Wege durch den Darmkanal in den Wurmfortsatz hineingekommen sind, ist ja, wie oben bemerkt, kein Zweifel. In welchem Lebensalter das geschieht, oder richtiger gesagt, bis zu welchem Lebensalter die Besiedelung der Appendix mit der sog. Appendixflora abgeschlossen ist, haben wir bisher nicht mit Sicherheit feststellen können, da uns das für solche Untersuchungen nötige Leichenmaterial fehlte. Nach den Untersuchungen von SITTLER[4], der bei jedem Säugling Enterokokken oder ihnen verwandte Arten, entsprechend den Angaben älterer Autoren, im Darm nachzuweisen vermochte, dürfen wir wohl annehmen, daß sich auch in der Appendix

[1] FONIO, A.: Die Blinddarmentzündung, ihre infektiöse Ursache und ihr endemisches Vorkommen. Schweiz. med. Wschr. **1923**, Nr 41.

[2] FONIO, A. u. RIEDER: Die Frage der Kontagionsmöglichkeit der Appendicitis. Schweiz. med. Wschr. **1928**, Nr 24.

[3] LUHMANN, K.: Der Leukocytengehalt der Appendixwandschichten und seine Bedeutung. Arch. klin. Chir. **151** (1928).

[4] SITTLER, P.: Beiträge zur Bakteriologie der Säuglingsflora. Zbl. Bakter. Orig. **47** (1908).

sehr frühzeitig eine streptokokkenhaltige Flora ansiedelt. Jedenfalls können wir sagen, daß so gut wie jeder Mensch von seiner *Kindheit* ab in seinem Wurmfortsatz die gewöhnlichen Appendicitiserreger mit sich herumträgt. Dabei sehe ich von den seltenen Fällen ab, wo eine echte Appendicitis durch ungewöhnliche Erreger verursacht wird. Das Vorkommen der gewöhnlichen Appendicitiserreger im normalen Wurmfortsatz würde uns auch die endemieartige Steigerung der Appendicitisanfälle in bestimmten Jahreszeiten, unter dem Einfluß des Nahrungswechsels oder sonstiger äußerer Faktoren verständlich machen.

So kommen wir um die Frage nicht herum, warum die an sich harmlosen Bewohner der Appendix plötzlich einen akuten Anfall auslösen. Ricker hat darauf die Antwort gegeben, daß nervös bedingte Kreislaufstörungen, welche zu einer hämorrhagischen Infarcierung der Schleimhaut führen, erst den Boden für das Eindringen der Bakterien schaffen. Demgegenüber kann man nur betonen, daß histologische Untersuchungen von Frühstadien der Appendicitis nie etwas von solchen hämorrhagischen Infarcierungen erkennen lassen. Die ohne theoretische Voreingenommenheit gedeuteten histologischen Bilder des Primärinfektes weisen sichtbar auf eine primäre Reizung der Schleimhaut durch die irgendwie virulent gewordenen Appendicitiserreger ohne eine ernstere Kreislaufstörung in der Schleimhaut hin. Daß nicht nachweisbare Kreislaufänderungen in der Schleimhaut an der Virulenzsteigerung der Mikroorganismen beteiligt sein können, soll selbstverständlich nicht geleugnet werden. Wir müssen solche ja bei den sog. Erkältungskrankheiten annehmen. Sie mögen auch bei der Entstehung der Appendicitis eine einleitende Rolle spielen. Aber gegenüber Ricker behaupte ich, daß erstens solche Kreislaufstörungen morphologisch bisher nicht faßbar gewesen sind, und zweitens, daß diese Kreislaufstörungen ohne die besonderen Erreger der Appendicitis niemals zu einem appendicitischen Anfall führen. Solange wir nun über die etwaigen Kreislaufstörungen nichts wissen, müssen wir uns nach weiteren Bedingungen für das Virulentwerden der in der Appendixflora enthaltenen Mikroorganismen umsehen.

Da wird man in erster Linie an eine über das physiologische Maß hinausgehende *Stagnation des Inhaltes* denken müssen. Freilich eine Kotstauung kann kaum der Grund sein. Denn im kotgefüllten Wurmfortsatz herrscht meist eine Mischflora vor, welche der „Coecumflora“ mehr oder weniger gleicht. In einer solchen scheint aber der eine Mikroorganismus durch den anderen förmlich gehemmt zu werden. Es ist auch nach meinen Erfahrungen eine Tatsache, daß der akute Anfall leichter in einem kotfreien, als in einem kothaltigen Wurmfortsatz entsteht. Etwas anderes ist es mit den sog. Kotsteinen, d. h. den eingedickten Kotmassen, welche man nicht mit dem gewöhnlichen Kot vergleichen darf. Ihre Bakterioskopie und Bakteriologie verdient eine besondere Bearbeitung. Jedenfalls wirken sie nicht als Bakterienherd im Sinne der Auslösung einer akuten Appendicitis, sondern nur als

Gelegenheitsursache für eine Retention des Inhalts hinter, zum Teil auch vor dem Stein. Daher die bekannte von mir immer wieder betonte Tatsache, daß der akute Anfall in einem kothaltigen Wurmfortsatz *hinter* dem Kotstein, nicht *über* dem Kotstein beginnt. Alle diese Befunde sprechen nicht zugunsten der von manchen Klinikern vertretenen Annahme, daß entzündliche Veränderungen des Typhlon, etwaige Veränderungen seiner Bakterienflora, im Sinn eines von dort ausgehenden Infektes der Appendix einen Einfluß auf das Entstehen der Appendicitis hätten (J. BOAS[1]). Die Appendicitis entsteht ja rein örtlich, in der Regel im distalen Abschnitt des Wurmfortsatzes, und ist im Beginn durch ganz normale Schleimhautstrecken, meist auch durch eine richtige Übergangsflora von der Typhlonschleimhaut und dem Inhalt des Typhlon getrennt! Auch die Annahme von HEILE[2], daß die Appendicitis eine durch fermentative Zersetzung gestauten Kotes hervorgerufene toxische Schädigung der Wurmfortsatzschleimhaut wäre, in welche letztere erst sekundär die gewöhnlichen Darmbakterien einwandern, ist mit den anatomischen, histologischen und bakterioskopischen Befunden nicht vereinbar; wohl aber hat HEILE darin recht, daß die phlegmonöse Erkrankung des Wurmfortsatzes und vor allem die Peritonitis in ihren ersten Anfängen rein toxischer Natur ist und prognostisch ganz anders als die bakterielle Infektion der Bauchhöhle zu bewerten ist. Aber diese entzündungserregenden, die ganze Appendixwand so schnell durchdringenden Toxine stammen nicht aus dem fermentativ zersetzten Darminhalt, sondern von den Darmstreptokokken her. Im übrigen sind die Experimente HEILEs deswegen nicht recht zu bewerten, weil es sich um den Blinddarm des Hundes, nicht aber um den Wurmfortsatz handelt, welcher ja dem Hunde fehlt. HEILEs Experimente treffen für die bei Ileus auftretenden schweren Entzündungen der Darmwand, nicht aber für die akute Appendicitis zu.

Ist es also nicht der Kot, so kann es nur das flüssige Eigensekret des Wurmfortsatzes sein, welches unter normalen Bedingungen des Abflusses den nötigen Schutz gegen die Mikroorganismen gewährt, bei einer das physiologische Maß überschreitenden Stagnation aber an schützender Kraft einbüßt. Ob durch Eindickung oder sonstwie, steht vorläufig dahin. WEINBERG[3] glaubt, in dem Schleim der Becherzellen eine besondere Schutzeinrichtung gegen die Bakterien sehen zu müssen, da er in demselben oft große Mengen von Mikroben fand, was ich allerdings nicht bestätigen kann. Die schützende Kraft des Wurmfortsatzsekretes gegenüber den Erregern müßte experimentell zu prüfen sein. Solange wir allerdings kein Versuchstier kennen, bei welchem man mit Hilfe der Erreger eine sichere Appendicitis hervorrufen kann, wird man sich

[1] BOAS, J.: Die chronische Appendicitis vom Standpunkt des Internisten. Verh. Ges. Verdgskrkh. Wien 1925.

[2] HEILE: Die Ursache der akuten Appendicitis im Experiment. Münch. med. Wschr. **1925**, Nr 6.

[3] WEINBERG: l. c.

auf den Nachweis der wachstumshemmenden Wirkung des Wurmfortsatzsekretes auf die Erreger begnügen müssen. Damit wäre freilich die Frage noch nicht gelöst, da es sich ja nicht um Wachstumshemmung, sondern um Virulenzabschwächung bzw. -steigerung handelt. So bleibt es zunächst bei der Vermutung. Hervorzuheben ist noch, daß eine *sichtbare* Stockung des Sekretes für die Virulenzsteigerung nicht nötig zu sein scheint. Das zeigt genügend die histologische Untersuchung frisch entzündeter Wurmfortsätze. Diese Auffassung, daß eine nicht ohne weiteres erkennbare Stauung des Sekrets eine Virulenzsteigerung der im distalen Teil ansässigen Mikroorganismen hervorrufen kann, scheint mir um so mehr berechtigt, als wir aus Erfahrung wissen, daß überall da, wo natürliche Sekrete oder Exkrete in eine stärkere Stagnation geraten, auch eine Einwanderung, bzw. Virulentwerden bereits eingewanderter Mikroorganismen, d. h. eine besondere Agressivität derselben, festzustellen ist, wie z. B. in den Harnwegen, in den Gallenwegen usf.

Will man die Vermutung einer Virulenzsteigerung durch Sekretveränderung infolge Stagnation nicht gelten lassen, so könnte man annehmen, daß die fermentativen Vorgänge, welche sich im *Coecum* abspielen und zweifellos von der Art der Nahrung stark beeinflußt werden, eine gewisse Rolle spielen. Es ist nicht unmöglich, daß durch Diffusion eine Beeinflussung des Inhaltes in dem angeschlossenen Blindsack der Appendix stattfindet. Eine abnorme Beschaffenheit der Coecumflora könnte somit, ohne daß das Coecum selbst in Mitleidenschaft gezogen ist, doch den Ausbruch eines appendicitischen Anfalles begünstigen. Jedenfalls gibt die Tatsache, daß die Appendicitis in den beiden ersten Lebensjahren verhältnismäßig selten ist, obwohl die Erreger als vorhanden angenommen werden müssen, zu denken. Ferner ist es auffallend, daß in den von uns untersuchten akut entzündeten Wurmfortsätzen nur in 4% der Fälle die sonst so gut wie immer im proximalen Abschnitt des Wurmfortsatzes festzustellende Kotflora sich hat feststellen lassen. Allerdings erlaubt dieser Befund deswegen keinen sicheren Schluß, weil der entzündliche Vorgang selbst die „Austreibung“ der Kotflora aus dem Wurmfortsatz hat bewirken können. Dann läge nur eine sekundäre, aber keine primäre Verschiebung der Flora im Wurmfortsatz vor.

Ich kann hier die vielfachen Behauptungen, daß die *Art der Ernährung* eine bestimmte Rolle bei der Entstehung der Appendicitis spiele, nicht kritisch prüfen, zumal die Unterlagen so ungenügend sind. Denn alle Angaben über Häufigkeit und Nichthäufigkeit von Appendicitis bei mehr vegetabilisch ernährten oder mehr gemischte Kost genießenden fremden Völkern stützen sich auf Operationszahlen oder ärztliche Berichte, die schon deswegen ungenau sein müssen, weil alle *nicht* zur ärztlichen Beobachtung kommenden Fälle unberücksichtigt bleiben (s. unten). Ich habe nicht den Eindruck, daß die Appendicitis etwa bei reisessenden Völkern, wie den Japanern, besonders selten sei.

Wenn die Nahrung überhaupt etwas mit der Appendicitis zu tun hat, so ist es nicht die Grundart, sondern eher ein Wechsel[1] oder die Menge der Nahrung. Hierbei muß ich erwähnen, daß nach Berichten aus Rußland (Dr. HAMPERL) die Häufigkeit der Appendicitis in Hungerjahren deutlich zurückgegangen sei. Das kann verschiedene Gründe haben. Einmal kann sich im Hungerzustand die ganze Flora des Wurmfortsatzes ändern. Darauf müßte in geeigneten Fällen geachtet werden. Oder die Möglichkeit zur Virulenzsteigerung wird geringer, sei es aus biologischen Gründen (Änderung des Sekrets) oder aus chemischen (Änderung des Kotchemismus) oder aus physikalischen (Fortfall stärkeren Druckes des sonst kotgefüllten Coecums auf den Wurmfortsatz und seine Abbiegungen). Was die Zusammensetzung der Nahrung anbetrifft, so spielt, wie bereits angegeben, die Beladung der Nahrung mit Infektionskeimen und eine dadurch hervorgerufene Typhlitis keine Rolle.

Ist es also unwahrscheinlich, jedenfalls unbewiesen, daß die Grundnahrung nach ihrer Qualität die entscheidende Rolle spielt, so wird man wieder auf die Stagnation zurückkommen. Da in der Schleimhaut der Appendix PANETH-Zellen vorkommen, die im übrigen Dickdarm fehlen, so müßte man feststellen, ob vielleicht das mehr oder weniger reichliche Vorkommen dieser Zellart, welche die Appendix dünndarmähnlich macht, von Wichtigkeit sein kann. Nach früheren Untersuchungen sind aber die PANETHschen Zellen hauptsächlich in dem proximalen Drittel anzutreffen. Das würde gegen eine Bedeutung derselben für die Entstehung des Anfalls sprechen. Neuere Untersuchungen haben mir kein genügend eindeutiges Bild ergeben. Doch gebe ich zu, daß hier noch genauere topographische Untersuchungen einsetzen sollten. Vorläufig müssen wir diese histologischen Eigentümlichkeiten im Aufbau der Appendixschleimhaut bei Betrachtung der zur Virulenzsteigerung führenden Faktoren außer Betracht lassen.

Schließlich wäre außer der Stagnation im distalen Drittel noch die in der leichten Verlagerung desselben gegebene Möglichkeit von Blutstauungen im Sinne der schon oben berührten histologisch nicht weiter nachweisbaren Kreislaufstörungen zu denken. Welche dieser Faktoren nun besonders wichtig sein mögen, jedenfalls ist es die von mir geschilderte *funktionelle Sonderstellung des distalen Abschnittes des Wurmfortsatzes,* welche für die Virulenzsteigerung der Appendicitisflora ausschlaggebend sein muß. Da nun das distale Drittel oder die distalen Abschnitte tatsächlich von den Primärinfekten besonders häufig befallen sind, und Wurmfortsätze mit abgebogenem distalen Abschnitt, jedenfalls nach meiner Erfahrung, häufiger erkranken, als gerade gestreckte, so sehe ich darin eine weitere Stütze für meine Anschauung, daß es infolge der

[1] Bei der Revision dieser Zeilen erhalte ich das Manuskript des Pathologen an der Tung-chi-Universität in Shanghai, Dr. HEINE, über die Appendicitis bei den Chinesen (erscheint demnächst im Arch. Schiffs- u. Tropenhyg.), in welchem der Verfasser zu ganz ähnlichen Schlüssen kommt.

besonders mechanisch-funktionellen Bedingungen dieses Wurmfortsatzabschnittes in demselben zu einer Anreicherung und schließlich zur Virulenzsteigerung der spezifischen Appendixflora kommt. Auch muß die Tatsache, daß die frische Entzündung sich gerade in den Furchen lokalisiert, dafür sprechen, daß diese Furchen mehr oder weniger lange Zeit persistieren, so daß eine genügend anhaltende Wechselwirkung zwischen Mikroorganismen und Schleimhaut zustande kommen kann. Wie wichtig dieser Zeitfaktor für das Wirksamwerden einer stillen Infektion ist, wissen wir genügend aus anderen Beispielen.

Ich will nicht behaupten, daß mit der Lehre von der Anreicherung der Appendicitiserreger im distalen Abschnitt des Wurmfortsatzes und ihrer gelegentlichen Virulenzsteigerung daselbst, gerade auf dem Boden der besonderen mechanisch funktionellen Verhältnisse im Wurmfortsatz, das Problem erschöpft sei. Vor allem möchte ich mich gegen den Einwand verwahren, als ob ich bei diesen Betrachtungen nur an ganz grobe mechanische Absiebungen oder dergleichen dächte. Wie sehr bei der Anreicherung und der Virulenzsteigerung der ganze Chemismus innerhalb des Wurmfortsatzlumens und die Beziehungen desselben zu den Vorgängen im Coecum eine Rolle spielen können, habe ich schon oben angedeutet. Das alles begreife ich mit unter dem Namen der Retention. Solange nun keine andere Erklärung für das Zustandekommen des akuten Anfalles gegeben ist, glaube ich an meiner alten Lehre von der großen Bedeutung der mechanisch-funktionellen, d. h. physikalisch-chemischen Verhältnisse im Wurmfortsatz festhalten zu müssen. Darin bestärkt mich vor allem die Erfahrung der letzten Jahre, daß nämlich die Appendicitis in einer Form, die klinisch überhaupt nicht oder sehr schwer erkennbar ist, eine außerordentlich häufige Erkrankung darstellt. Sie ist, wie ich glaube, ebenso häufig oder noch häufiger als die Angina. Die Bedingungen zu der entzündlichen Erkrankung des Wurmfortsatzes sind eben infolge seines eigenartigen anatomisch physiologischen Baues ganz besonders günstig. Es nimmt mich daher nicht wunder, daß bei allen Völkern der Erde, bei welchen die Appendicitis intern und chirurgisch genau beobachtet wird, diese Erkrankung nahezu gleich häufig vorzukommen scheint. Sie stellt eine, allen Kulturvölkern gemeinsame, nicht kontagiöse, aber endemischen Steigerungen leicht zugängliche Krankheit dar. Die großen Unstimmigkeiten in den bisher veröffentlichten Statistiken (UHLENDORF[1]) beweisen nur, wie ungleichmäßig die *medizinische Behandlung* dieser Krankheit, sowohl die interne wie die chirurgische ist. Niemand wird glauben, daß etwa in Deutschland die Appendicitis vor der ersten Appendektomie durch KÜMMEL (1890) nicht in gleichem Umfange bestanden habe wie jetzt. Und doch konnte man sie als eine seltene Krankheit bezeichnen, einfach weil sie nicht diagnostiziert wurde.

[1] UHLENDORF, E.: Über Appendicitis in exotischen Ländern. Arch. Schiffs- u. Tropenhyg. **33** (1929).

Der hier gemachten Annahme einer örtlichen Virulenzsteigerung darmansässiger Mikroorganismen steht allerdings die Behauptung von HILGERMANN und POHL, daß die betreffenden Erreger erst von der Mundhöhle aus in jedem Falle in die Appendix gelangt seien und nun die Appendicitis ausgelöst haben, entgegen. Danach muß man annehmen, daß die Virulenzsteigerung der genannten Mikroorganismen gar nicht im Wurmfortsatz vor sich geht, sondern ausschließlich in der Mundhöhle. Das setzt aber voraus, daß jeder Appendicitis unmittelbar eine akute Rhinitis, Stomatitis, Angina oder sonst eine entzündliche Reizung der Mundhöhle oder des Nasengebietes vorausgeht. Das ist aber nach allgemeiner Erfahrung *nicht der Fall,* wenn auch ausnahmsweise eine an Pneumonie oder Grippe sich anschließende Appendicitis durch direkte Verschleppung der Erreger entstanden sein mag (v. SEEMEN[1]). Nimmt man aber mit FONIO u. a. an, daß zwischen der kontagiös oder spontan entstandenen Angina usw. und der sich später entwickelnden Appendicitis ein Zeitraum von Wochen liegen kann, so stellt sich schon wieder das Problem der örtlichen Virulenzsteigerung in der Appendix ein. Denn die Mikroorganismen, welche die Angina hervorgerufen haben, werden zur Zeit der Anginenerkrankung in den Darmkanal verschleppt worden sein und sich dort angesiedelt haben. Warum haben sie nicht gleich eine Appendicitis hervorgerufen?

HILGERMANN und POHL werden darauf hinweisen, daß sie bei ihren Untersuchungen an appendicitiskranken Menschen sowohl in den Tonsillen wie im Wurmfortsatz in überraschender Häufigkeit die gleichen Erreger und zwar in *virulentem* Zustand angetroffen haben. Bei ihnen spielen virulente Pneumokokken, sowie vielerlei Streptokokken und endlich virulente Diphtheriebacillen die Hauptrolle. Die Virulenz der Pneumokokken wurde an Mäusen, die Virulenz der Streptokokken an Meerschweinchen und Mäusen, die Toxizität der Diphtheriebacillen ebenfalls im Tierversuch geprüft. Abgesehen von einem geringen Prozentsatz von Streptokokkenstämmen, bei denen ein ausdrücklicher Vermerk fehlt, waren alle gefundenen Mikroorganismen der eben aufgezählten Arten hoch pathogen. Diese Angaben sind so überraschend und stehen mit den Befunden anderer Autoren (s. GUNDEL) in solchem Widerspruch, daß eine weitere Veröffentlichung der Autoren abgewartet werden muß, um diese Widersprüche zu klären. Was zunächst die bei der Appendicitis gefundenen Mikroorganismen anbetrifft, so haben alle bisherigen Untersucher, die sich mit der Züchtung von Erregern aus erkrankten Appendices abgegeben haben, die echten Pneumokokken nur verhältnismäßig selten gefunden. K. MEYER glaubt sogar, sie völlig ausschließen zu können. Wir selbst fanden sie jedenfalls in einem viel bescheideneren Prozentsatz als die sonstigen Streptokokken. Allerdings können wir über die Virulenz unserer Pneumokokkenstämme nichts aussagen. Es wäre eine dankbare

[1] v. SEEMEN: Zur Operation der Appendicitis acuta bei gleichzeitiger Grippe und Pneumonie. Münch. med. Wschr. **1928**, Nr 5.

Aufgabe, wenn diese Lücke durch Prüfung der Virulenz von Pneumokokkenstämmen sowohl aus entzündeten wie aus nicht entzündeten Appendices ausgefüllt werden könnte. Was die übrigen von HILGERMANN und POHL gezüchteten Streptokokken anbelangt, so überrascht hier weniger die relativ geringe Zahl als die ausgesprochene Virulenz. Freilich haben HILGERMANN und POHL noch keine Differenzierungen ihrer Streptokokken nach den neuesten Schemata, etwa demjenigen von GUNDEL durchgeführt. Angeblich gehört der größte Teil ihrer Streptokokken zu den hämolysierenden. Nun wissen wir aber, daß es auch hämolysierende Enterokokken gibt. Solche hat auch K. MEYER, allerdings nur in zwei Fällen gefunden. Diese Enterokokken besitzen aber, wie alle Enterokokken, selbst bei frischer Züchtung aus enteritischem Darm, in der überwiegenden Mehrzahl keine besondere Tierpathogenität (GUNDEL). Entweder haben HILGERMANN und POHL tatsächlich entgegen den Befunden aller anderen Autoren den pyogenen hämolysierenden Streptokokkus gefunden, oder ihre Angaben bleiben schwer verständlich. Jedenfalls sind die Widersprüche zwischen ihren Befunden und anderen, auch unseren Befunden zu groß, als daß man die Schlußfolgerungen von HILGERMANN und POHL, „daß auf keinen Fall die übliche Darmflora als Erreger in Betracht kommt, sondern spezifisch pathogene Arten und zwar solche, wie wir sie als Erreger von Angina zu sehen gewohnt sind" oder der Satz, „daß den Darmbakterien bei der Entstehung der von uns beobachteten schweren Appendicitis keine Bedeutung als Erreger zukommt", als begründet anerkennen kann.

Vielmehr drängt alles zu der Annahme, daß *die Erreger der Appendicitis gewöhnliche Bewohner des Wurmfortsatzes sind.* Von dem Bacterium coli commune und vom Bacterium coli mucosum galt das als selbstverständlich. Daß aber auch gewisse, dem Darm eigentümliche, von den Streptokokken pyogenes und Pneumokokken zu trennende *Streptokokkenarten* an der Auslösung des appendicitischen Anfalls beteiligt sind, hat schon THIERCELIN[1] gezeigt. Ich habe in seiner ersten Arbeit keine Zahlenangaben gefunden. Jedoch wird von späteren Autoren, so auch von WEINBERG, erwähnt, daß THIERCELIN in 21 Fällen von Appendicitis den von ihm Enterokokkus genannten Streptococcus acidi lact. entweder in Reinkultur oder in Mischkultur gezüchtet hat. Auf die Bedeutung dieser besonderen Streptokokkenart, welche allerdings noch nicht streng von ähnlichen Streptokokken des Darmes geschieden wurde, haben auch spätere Untersucher, wie TAVEL und LANZ, KROGIUS, RUNEBERG, BAGGER und MICHELSEN hingewiesen. Erst mit Hilfe der modernen differenzierenden Technik ist es WEINBERG und seinen Mitarbeitern einerseits, KURT MEYER andererseits gelungen, die Häufigkeit des Vorkommens des echten, durch die Schwärzung des Äsculinnährbodens charakterisierten Enterokokkus bei der Appendicitis nachzuweisen.

[1] THIERCELIN, M. E.: Sur un diplocoque saphrophyte de l'intestin susceptive de devenir pathogène. Soc. de Biol. 15. April 1899. C. r. **51** (1899).

Doch ziehen die Autoren verschiedene Schlüsse aus ihren Befunden. KURT MEYER glaubt nicht, daß ein Beweis für die ätiologische Bedeutung der Enterokokken bei der Appendicitis erbracht sei, eben weil derselbe ein normaler Bewohner des Darmes sei. WEINBERG meint, daß der Enterokokkus für sich allein keine pathogenen Eigenschaften besitzt. Die von ihm aus entzündlich veränderten Wurmfortsätzen gezüchteten Enterokokken haben sich für Tiere so gut wie avirulent erwiesen. Erst durch Mischung mit anderen Mikroorganismen, so besonders mit dem Bact. coli comm., welches ebenfalls für sich allein nicht pathogen war, konnten bei den Versuchstieren (Meerschweinchen) tödliche Infektionen erzielt werden. WEINBERG und seine Mitarbeiter glauben daher, daß es sich bei der Entstehung der Appendicitis in der Regel um eine Mischinfektion handelt. Bis zu welchem Grade das berechtigt ist, haben wir oben zu zeigen versucht. Zweifellos spielt die Symbiose der Mikroorganismen eine Rolle. Aber die Züchtung allein vermag über die Bedeutung der Symbiose nichts auszusagen. Dazu gehören noch die genauen bakterioskopischen Untersuchungen, insbesondere auf Phagocytose. Diese kombinierte Methode hat uns gezeigt, daß in einer gar nicht unerheblichen Zahl von Fällen Reininfektionen vorkommen, wie das übrigens auch WEINBERG selbst als möglich zugibt. Wenn er 13mal Bact. coli in Reinkultur gezüchtet hat, und nur einmal den Enterokokkus, so ist damit die Frage der monobakteriellen Infektion nicht entschieden. Es hätte sich wahrscheinlich bei genauer Untersuchung auf Phagocytose gezeigt, daß in manchen Fällen von angeblicher Reinkultur des Bact. coli in den Leukocyten nur grampositive Diplokokken gefunden wurden. Oder sie hätten sich neben dem Bact. coli in den Leukocyten nachweisen lassen. Dann hätte trotz der Reinkultur von Bact. coli doch eine Streptokokkeninfektion allein oder neben einer solchen mit dem Bact. coli vorgelegen. Ich verweise auf die früheren Ausführungen.

Nehmen wir an, daß die in den Leichenwurmfortsätzen gefundenen „Streptokokken", allein oder in gelegentlicher Mischinfektion mit Bact. coli bzw. anderen Mikroorganismen die Haupterreger der Appendicitis sind, so bleibt nur noch ihre genauere Bestimmung nach den heute gültigen Differenzierungsmethoden übrig. Ich verweise, auch wegen der neuesten Literatur, auf die sehr sorgfältige Arbeit von GUNDEL. Die von uns als Enterokokken bezeichneten Stämme stimmen mit seinem Enterokokkus B vollständig überein. Schwieriger ist die Frage zu entscheiden, wohin die von uns als anhämolytische Streptokokken bezeichneten Typen zu stellen sind. Sie stimmen zum Teil mit dem Typus A der Enterokokken im GUNDELschen Streptokokkenschema überein. Andere fallen in die Rubrik der anhämolytischen Streptokokken im engeren Sinne oder auch der variablen Mundstreptokokken seiner Tabelle. Gleichgültig, um welche Formen es sich im einzelnen bei den von uns als anhämolytisch bezeichneten Streptokokkenstämmen gehandelt haben mag, wir werden sie alle mit GUNDEL als Standortsvarietäten der Mundstreptokokken, welche gelegentlich in den Darmkanal gelangt sind und sich dort akklimatisiert haben, anzusehen haben. Ob die Zeitdauer der Akklimatisation irgendwie in der verschiedenen Typenbildung zum Ausdruck kommt, wissen wir bis heute nicht. GUNDEL selbst glaubt, daß sein Typus A der Enterokokken mehr in den oberen Abschnitten des Dünndarms, der Typus B mehr in den unteren vorkommt. Das kann für die Appendixflora, welche ja etwas Besonderes darstellt, keine Gültigkeit haben. Unter den Mikroorganismen, welche gelegentlich von der Mundhöhle aus tiefer in den Darm herabwandern und sich dort wenigstens vorübergehend ansiedeln können, gehört nach unseren Züchtungen aus Leichenwurmfortsätzen auch der Pneumokokkus, in seltenen Fällen auch der hämolysierende Streptokokkus. Wie häufig die verschiedenen Streptokokkenarten im nicht entzündeten Wurmfortsatz vorkommen, bedarf allerdings noch einer viel gründlicheren systematischen Untersuchung als wir sie bisher durchführen konnten, insbesondere nach den Seite der Virulenz hin[1]. Sind doch die in der Mundhöhle bei Gesunden gefundenen pneumokokkenähnlichen Mikroorganismen nur in $10^0/_0$ aller untersuchten Fälle virulent, d. h. echte Pneumokokken gewesen (GUNDEL). WIRTH[2] hat in *klinisch*

[1] Unsere eigenen, allerdings nicht sehr umfangreichen Versuche, die Virulenz der aus entzündeten und normalen Wurmfortsätzen gezüchteten Enterokokken zu bestimmen, haben zu keiner Entscheidung geführt. Wir verimpften die Enterokokken nach dem Vorbilde von WEINBERG für sich allein oder mit Bact. coli auf Meerschweinchen. Über die Ergebnisse wird noch besonders berichtet werden. Hier sei nur folgendes mitgeteilt: Einen wesentlichen Unterschied zwischen den Enterokokken aus kranken und gesunden Wurmfortsätzen konnten wir nicht feststellen. Dagegen fiel uns auf, daß von den 6 mit Enterok. Typ. A geimpften Tieren innerhalb von 3 Monaten kein einziges Tier gestorben ist. Von 2 Tieren, welche außer 2 ccm Enterok. Typ. A noch $^1/_2$ ccm B. c. = Kultur erhielten, ist eines eingegangen, allem Anschein nach an der Koliinfektion. Gegenüber der Harmlosigkeit des Enterok. Typ. A zeigt der Enterok. Typ. B eine größere Giftigkeit. Von 22 Tieren, welche mit 2 ccm einer 12—24 Stunden alten Bouillonkultur geimpft worden waren, sind im Laufe von 3 Monaten 8 Tiere eingegangen. Noch auffälliger war der Befund bei denjenigen Tieren, welche außer 2 ccm Bouillonkultur des Enterok. Typ. B noch $^1/_2$ ccm Bouillonkultur des B. c. c. erhielten. Von diesen Tieren sind sämtliche innerhalb dreier Monate eingegangen. Daß dem B. c. c. eine besondere Wirksamkeit zukommt, geht auch daraus hervor, daß von 10 Tieren, welche allein mit $^1/_2$ ccm Bouillonkultur des B. c. c. geimpft worden waren, 8 Tiere im Verlauf der 3 Monate eingegangen sind, zum Teil mit Milzabscessen, aus welchen ebenfalls wieder Reinkulturen von B. c. c. gezüchtet werden konnten. Setzte man die Injektionsmenge auf $^1/_2$ ccm herab, so sank auch die toxische Wirkung. Von 10 derartig behandelten Tieren sind nur 2 Tiere im Laufe der 3 Monate eingegangen. Alle diese Tiere wurden mit anderen gesunden Tieren zusammen unter gleichen Bedingungen gehalten. Von den letzteren ist keines in dieser Zeit von selbst gestorben. Nur im Anschluß an den Wurf wurde ab und zu ein Todesfall beobachtet. Daraus muß man schließen, daß tatsächlich der Enterokokkus Typ. B und das Bacterium coli commune in den angewandten Dosen giftig auf die Meerschweinchen wirken. Doch scheint es uns unerlaubt, diese Erfahrungen auf die menschliche Pathologie zu übertragen.

[2] WIRTH, E.: Über die Bakterienflora der Mandeln. Z. Hals- usw. Heilk. **23** (1929)

normalen Tonsillen überhaupt keine virulenten Pneumokokken gefunden. Indes gibt GUNDEL selbst zu, daß die gewöhnlichen Mundstreptokokken unter besonderen Bedingungen in virulente Pneumokokkenformen übergehen können, so wie es WEBER und PESCH für die Streptokokken der Zahngranulome annehmen. Allerdings müssen dabei die jahreszeitlichen Schwankungen berücksichtigt werden. Was aber in der Mundhöhle möglich sein soll, muß auch in der Appendix möglich sein. So weit unsere bisherige Erfahrung reicht, dürfen wir annehmen, daß alle bei der gewöhnlichen Appendicitis bakterioskopisch phagocytiert gefundenen und gleichzeitig kulturell gezüchteten und somit als Erreger oder Miterreger gekennzeichnete Mikroorganismen (Enterokokkus A und B, anhämolytische Streptokokken, Mundstreptokokken, Pneumokokken, Bact. coli comm., influenzabacillenähnliche Stäbchen) physiologischerweise im Wurmfortsatz vorkommen oder zeitweilig in ihm leben.

Sollte unsere Annahme, daß es sich bei den Erregern der Appendicitis um die schon normalerweise vorkommenden Bewohner der Appendix aus dem Formenreichtum der sog. Mund- und Darmstreptokokken handelt, zutreffen, so würden sich daraus auch bestimmte Folgerungen für die Herstellung eines etwaigen Heilserums ergeben. HILGERMANN und POHL teilen in ihrer umfassenden Arbeit mit, daß sie mit einem spezifischen Pneumokokken-Streptokokkenheilserum auffallend gute Ergebnisse bei ihren Appendicitisfällen erzielt haben. Ob sich ein solches Serum auch mit avirulenten Stämmen der verschiedenen Darm-Streptokokken gewinnen läßt, oder ob eine bestimmte Virulenz Voraussetzung ist, und wie diese Virulenz geprüft werden soll, das alles sind Fragen, welche hier nicht zur Erörterung stehen. Wir müssen uns mit dem Hinweis begnügen. Natürlich müßte dieses Serum mit einem Schutzserum gegen Pneumokokken gemischt werden, wie das schon HILGERMANN und POHL getan haben. Sollte aber unsere weitere Annahme zutreffen, daß unter bestimmten Umweltsbedingungen die Virulenzsteigerung der normalen Bewohner des Wurmfortsatzes besonders leicht eintritt, so daß man von einem epidemieartigen Anschwellen der Appendicitisfälle in einer bestimmten Gegend sprechen kann, so wäre natürlich auch an eine Anwendung des spezifischen Antistreptokokkenserums als Schutzserum zu denken. Vielleicht ließe sich damit erreichen, daß die Virulenzsteigerung der vorhandenen Mikroorganismen mehr oder weniger gehemmt oder unterdrückt wird.

Schlußsätze.

1. Als gewöhnliche Erreger oder Miterreger des appendicitischen Anfalls müssen nach dem *bakterioskopischen und histologischen Bilde der Phagocytose* folgende Mikroorganismen angesehen werden:

a) als häufigste, oft allein phagocytiert gefundene Erreger grampositive Diplokokken,

b) als zweit häufigste, ganz selten allein, meist mit a gemischt phagocytiert gefundene Erreger oder Miterreger ein feiner grampositiver Bacillus,

c) als dritthäufigster gelegentlich allein meist mit grampositiven Mikroorganismen gemischt phagocytiert gefundener Erreger oder Miterreger ein gramnegatives dem Bact. coli ähnliches Stäbchen,

d) als vierthäufigster ganz selten allein, meist mit den anderen Mikroorganismen (a—c) gemischt phagocytiert gefundener Erreger oder Miterreger ein gramnegatives influenzabacillenähnliches Stäbchen.

2. In der *Kultur* entsprechen den als Erreger oder Miterreger der Appendicitis zu betrachtenden phagocytiert gefundenen Mikroorganismen folgende Bakterienarten:

a) den grampositiven Diplokokken der Enterokokkus Typus B nach GUNDEL, ferner anhämolytische Streptokokken (Enterokokkus Typus A, anhämolytische Streptokokken im engeren Sinne und Mundstreptokokken nach GUNDEL) und endlich der Pneumokokkus,

b) den gramnegativen koliähnlichen Stäbchen das Bact. coli comm. und das Bact. coli muc.,

c) die feinen grampositiven leicht gebogenen Stäbchen konnten zwar gelegentlich gezüchtet aber nicht sicher identifiziert werden. Vielleicht entsprechen sie, wenigstens zum Teil dem Bac. ramosus von WEINBERG, jedenfalls sind es keine echten Diphtheriebacillen,

d) das influenzabacillenähnliche negative Stäbchen konnte zwar gezüchtet, aber bis auf einen fraglichen Fall nicht mit Influenzabacillen identifiziert werden.

3. Bei gleichzeitiger Berücksichtigung der *bakterioskopischen, histologischen und kulturellen* Befunde müssen als *Erreger der gewöhnlichen Appendicitis angesehen werden:*

a) in der Mehrzahl aller Fälle (in etwas über 70°/$_0$) die gewöhnlichen Darmstreptokokken (Enterokokkus A und B, anhämolytische Streptokokken, Mundstreptokokken),

b) in einer kleineren, aber doch nicht ganz unbeträchtlichen Zahl (in etwa 17°/$_0$) der Fälle die Pneumokokken,

c) ebenfalls in kleiner Zahl das Bact. coli comm., von welchem es zweifelhaft bleibt, wie oft es wirklich als der auslösende Erreger, wie weit nur als Miterreger in Betracht kommt.

4. Auf Grund der *bakterioskopischen, histologischen* und *kulturellen* Befunde müssen als *Miterreger der gewöhnlichen Appendicitis* folgende Mikroorganismen angesehen werden:

a) das Bact. coli comm., soweit es nicht als primärer Erreger auftritt,

b) ein grampositives gebogenes Stäbchen, welches in der Kultur nicht identifiziert, aber sicherlich kein gewöhnlicher Diphtheriebacillus ist,

c) ein gramnegatives influenzaähnliches Stäbchen, welches ebenfalls in der Kultur nicht identifiziert werden konnte.

5. Die Darmstreptokokken als häufigste Appendicitiserreger (und die gelegentlichen Miterreger) finden sich schon *normalerweise im Wurmfortsatz.* Sie pflegen im distalen Abschnitt besonders angereichert zu sein und bilden eine *besondere Appendixflora* gegenüber der Coecumflora. Bezüglich der zweithäufigsten Art der Erreger, nämlich der Pneumokokken, muß es im einzelnen Falle dahingestellt bleiben, ob sie schon vor dem Anfall in der Appendix angesiedelt waren oder erst frisch in virulenter Form von den oberen Atmungswegen her in den Wurmfortsatz verschleppt worden sind.

6. Kotleere des distalen Abschnittes des Wurmfortsatzes und daselbst stattfindende Sekretretention infolge verstärkter physiologischer Abbiegung desselben begünstigen das Entstehen des Anfalles durch Virulenzerhöhung der Appendixflora. Bei der Häufigkeit des Zusammentreffens dieser Bedingungen ist auch die Häufigkeit der akuten Anfälle, besonders in ihren flüchtigen Formen, nicht zu verwundern. Die akute Appendicitis ist eine der häufigsten Krankheiten der europäischen, wahrscheinlich aller Völker.

V. Klinische Hinweise.

Da der Pathologe genötigt ist, für seine Deutungen des pathologisch-histologischen Bildes auf die klinischen Angaben zurückzugreifen [1], so erscheint es begreiflich, wenn er versucht, umgekehrt aus seinen Beobachtungen Erfahrungen für den Kliniker zu sammeln. Deshalb habe ich mich bemüht, 1000 Fälle von exstirpierten Wurmfortsätzen, bei denen ich fast ausnahmslos selbst die histologische Untersuchung ausgeführt habe, für eine solche Bearbeitung durchzusehen. Sie entstammen den letzten 4 Jahren und sind der Reihe nach ohne besondere Auswahl zusammengestellt. Ich weiß sehr wohl, daß schon mehrfach größere Statistiken über die Appendicitis angefertigt sind. Bald hat man die Mortalität, bald die Morbidität, bald das operative Material berücksichtigt. Die genaueren Zusammenstellungen finden sich bei Renn und Gottstein. Ich glaube aber nicht, daß außer von Helly, auf dessen Zahlen ich später noch zurückkomme, irgendwo ein Material verwendet worden ist, welches sich auf eine fortlaufende ganz genaue histologische Kontrolle der klinischen Diagnosen gründet, die von einem einheitlichen Gesichtspunkt durchgeführt worden ist. Ich verzichte wegen des Umfanges des Materials darauf, dasselbe hier im einzelnen auszuführen, doch stehen meine Tabellen, sowie die genaueren Berichte jedem Dozenten auf Wunsch gern zur Verfügung.

Von den von mir durchgesehenen 1000 Wurmfortsatzfällen wurden uns 465 mit der Diagnose „*akute Appendicitis*“ zugesandt. In vielen Fällen

[1] An dieser Stelle möchte ich meinen klinischen Kollegen, Lexer, Pankow, Rehn und Hosemann, die mir ihr operatives Material zur bakteriologischen und histologischen Untersuchung überlassen und alle Rückfragen bereitwilligst beantwortet haben, für diese so wertvolle Unterstützung meiner Arbeit aufrichtig danken.

wurden die klassischen Symptome des Druckschmerzes, des Erbrechens, des Fiebers auf dem klinischen Begleitzettel ausdrücklich vermerkt. In einer kleineren Zahl von Fällen war allerdings die Diagnose etwas zurückhaltender gestellt worden. Ich habe hier aber nur solche Fälle berücksichtigt, bei denen man nach dem ganzen Tenor des Berichtes eine akute Appendicitis, einen akuten Anfall annehmen mußte. Die Zeit bis zur Operation schwankte zwischen einigen Stunden bis zu 2 oder gar 4 Tagen. Wir werden daher sehr wechselnde Bilder der akuten Appendicitis erwarten müssen. In der Darstellung von E. CHRISTELLER und E. MAYER wird besonders betont, daß keine Übereinstimmung zwischen klinischen Stadien und anatomischem Bilde zu bestehen braucht, und gewöhnlich auch nicht besteht. Es ist daher nach diesen Autoren unmöglich, eine der klinischen Zeitfolge und dem histologischen Bilde gleichmäßig gerecht werdende Einteilung zu geben, wie ich es seinerzeit versucht habe. Das ist insofern richtig, als nicht nur etwaige, dem Anfall vorausgegangene frühere entzündliche Vorgänge, die zu Verwachsungen oder Konkrementbildung geführt haben, sondern vor allem auch die Reaktionsfähigkeit des Patienten in somatisch-psychischer Hinsicht eine wechselnd starke Rolle bei der Verschiebung des klassischen Bildes spielen. Wenn man sich aber daran gewöhnt hat, ganz unabhängig von den klinischen Angaben aus dem histologischen Bilde heraus die ungefähre Zeitdauer der Erkrankung zu bestimmen, und dann nachträglich die Kliniker befragt, ist man immer wieder erstaunt, wie häufig die Schätzung übereinstimmt. Natürlich nicht auf die Stunde. Ob aber eine Appendicitis sich noch im Anfangsstadium des Primärinfektes mit beginnender Wanderkrankung, etwa 6—12 Stunden nach Beginn des Anfalls, oder ob sie sich im Stadium der diffusen phlegmonösen und oberflächlich ulcerösen Entzündung (12—24 Stunden nach Beginn des Anfalls) befindet, oder ob sich bereits tiefer gehende ulceröse oder gar nekrotisierende Veränderungen beimischen (24—48 Stunden), oder die Komplikationen (Perforation und Gangrän) das Bild beherrschen (nach der 48. Stunde) ist im großen und ganzen festzulegen. Schwieriger wird die Deutung, wenn die Entzündung sich im Laufe des 2. Tages wieder zurückzubilden beginnt, weil man im gegebenen Falle nicht weiß, ob der Prozeß bereits in der Rückbildung oder erst in der Entwicklung ist. Daraus können sich zweifellos gewisse zeitlich-diagnostische Irrtümer ergeben. Im allgemeinen wird es sich in der Regel nur um Verschiebungen von einem viertel bis einem halben Tag, selten mehr handeln. Ich glaube also, gerade auf Grund der jahrelang fortgesetzten Untersuchungen daran festhalten zu sollen, daß sich die Einteilung, wie ich sie früher versucht habe, durchaus bewährt hat, und daß sie die Möglichkeit gibt, klinische und histologische Gesichtspunkte unter einen Hut zu bringen. Die seltenen Ausnahmen bestätigen nur die Regel.

Wenn ich nun von meinen Erfahrungen an den zahlreichen früher untersuchten Wurmfortsätzen ausgehe, so sind von den mir jetzt vorliegenden Fällen akuter Appendicitis (darunter 4 Fälle von gleichzeitiger Oxyureninfektion, die als solche später noch einmal gerechnet werden) 271 als klassische Fälle vom Primärinfekt an bis zur akuten Gangrän zu bezeichnen. Das wären etwa 60%. Das Verhältnis vom männlichen zum weiblichen Geschlecht war 136 : 133, also so gut wie gleich (s. auch HILGERMANN und POHL). Was das Alter anbetrifft, so verteilen sich die Fälle folgendermaßen: Auf das erste Jahrzehnt entfallen 29, auf das zweite 90, auf das dritte 74, auf das vierte 40, auf das fünfte 18, auf das sechste 8, auf das siebente 6, auf das achte 2 Fälle, zusammen 267. Bei vier Fällen fehlte eine genaue Altersangabe. In Hinsicht auf die kürzlich erschienene Statistik von FLÖRCKEN und RIEMANN[1], welche akute Appendicitis bei Patienten über 50 Jahren zu 8,9% fanden, ist bemerkenswert, daß auch wir rund 7% solcher Fälle feststellen konnten. In weiteren 77 Fällen fand ich das, was ich mit LUHMANN als rudimentäre oder abortive Appendicitis bezeichnet habe. Man kann diese ganz umschriebenen Reizungsformen mit den üblichen Färbungen überhaupt nicht nachweisen. Erst bei systematischer Anwendung der Oxydasereaktion gelingt es, den gegenüber der Norm vermehrten Leukocytengehalt der äußeren Wandschichten aufzudecken. Der Primärinfekt selbst ist entweder nicht mehr oder in kümmerlich zurückgebildetem Zustand zu finden. Natürlich muß man sich hüten, etwaige operativ gesetzte Zirkulationsstörungen der Serosa mit starker Randstellung der Leukocyten in den Gefäßen, wie sie sich besonders bei länger dauernden Operationen im Gebiet der Bauchhöhle an dem bis zuletzt zurückgelassenen und dann erst entfernten Wurmfortsatz einstellen, mit infektiös entzündlichen Reaktionen im Sinne der endogenen Appendicitis zu verwechseln. Nur die wirkliche Emigration der Leukocyten und die Infiltration der Gewebsspalten spricht für infektiös-entzündliche Reizung. Endlich darf man von den Adnexen oder sonst woher auf den Wurmfortsatz äußerlich fortgeleitete Reizungszustände nicht mit vom Wurmfortsatzinneren selbst ausgehende Appendicitiden verwechseln. Auf alle diese Dinge ist in den Arbeiten von BRAUCH, S. RUF und LUHMANN genauer hingewiesen. Zu der wirklichen *flüchtigen Appendicitis* gehören die oben erwähnten 77 Fälle. Da es sich vielfach um ein Material handelt, wo der Wurmfortsatz erst am 2. und 3. Tage entfernt wurde, kann man sich fragen, ob nicht der Zustand einfacher Rückbildung vorliegt. Das wird sicher für manche Fälle zutreffen. Aber das Bemerkenswerte ist, daß sich der Prozeß auch in den Fällen, wo der Wurmfortsatz zwischen dem 1. und 2. Tag entfernt wurde, gar nicht zur vollen Höhe, zur stärkeren Infektion der Buchten, zur phlegmonösen Infiltration der Wandschichten, zur Ulceration der Schleimhaut entwickelt hat. Können sich auch die phlegmonösen leukocytären Infiltrate, wie ich nach früheren Untersuchungen annehmen

[1] FLÖRCKEN und RIEMANN: Über die akute Appendicitis im Alter. Dtsch. med. Wschr. **1930**, Nr 11, 431.

muß, auffallend schnell zurückbilden, so doch schwerlich bis auf so geringe Reste, wie wir sie hier nicht selten beobachten. Auch können größere Defekte der Schleimhaut oder gar Nekrosen derselben ohne Granulationsgewebsbildung gar nicht ausheilen. Sie können keinesfalls in 2—3 Tagen spurlos verschwunden sein. Für diese Fälle von flüchtiger Appendicitis, die uns in dieser Art bisher unbekannt waren, ist aber gerade charakteristisch, daß sich die Stelle des ursprünglichen Primärinfektes nur bei längerem Suchen und auch nur im Oxydasepräparat, manchmal überhaupt nicht mehr feststellen läßt. Es muß also eine Infektion sehr leichter Natur gewesen sein. Ob man das mit dem Ausdruck abortiv oder rudimentär oder mit der Bezeichnung Appendicitis fugax bezeichnen will, bleibt sich gleich. Ich bin überzeugt, daß bei einfacher Untersuchung im H. E.-Präparat diese Fälle, auch von mir, nicht immer richtig erkannt worden sind, so daß oft die Diagnose auf Nichtvorhandensein einer Appendicitis gestellt sein mag, wo doch eine solche vorlag. Wie weit bei diesen Fällen von ausgesprochener oder flüchtiger Appendicitis das übrige klinische Bild in entsprechender Weise ausgebildet war, entzieht sich meinem Urteil. Insbesonders wäre es wichtig zu wissen, wie oft bei der flüchtigen Appendicitis die Leukocytose, auf welche viele Kliniker (s. FONIO) einen so großen Wert legen, vorhanden war oder nicht. Das müßte einer besonderen Statistik überlassen bleiben, um so mehr, als von amerikanischer Seite die allzu starken Schwankungen der Leukocytenzahlen in Fällen von akuter Appenciditis betont werden, die jedenfalls den prognostischen Wert der Zählungen sehr illusorisch erscheinen lassen (HELLWIG[1]). Bekanntlich ist auch das Fieber kein zuverlässiger Index für das Bestehen oder gar die Schwere einer Appendicitis. Dennoch muß sowohl die positive Leukocytose wie das positive Fieber vom diagnostischen Standpunkt aus volle Berücksichtigung finden. Sicher ist, daß es klinisch völlig symptomlos, gewissermaßen latent verlaufende Appendicitisanfälle gibt, die sich öfter wiederholen und schließlich das Bild einer chronisch verlaufenden Appendicitis bedingen können (FONIO).

Das Verhältnis der beiden Geschlechter bei der Appendicitis fugax beträgt 49 Frauen : 28 Männern. Die letzteren bilden also 57% der ersteren. Das Verhältnis von 100%, wie wir es bei der vollausgebildeten Appendicitis fanden, hat sich also bei der Appendicitis fugax zugunsten des männlichen Geschlechtes verschoben. Das weibliche Geschlecht scheint zu solchen appendicitischen Reizungen eher geneigt zu sein als das männliche.

Die Zahlen der richtig als solche diagnostizierten Appendicitisfälle erhöhen sich also auf 348, d. h. 74,5 oder rund 75%.

Von den 25% Fehldiagnosen entfallen 27 Fälle oder 5,9% auf die so oft zu Täuschungen Veranlassung gebende Appendicopathia oxyurica.

[1] HELLWIG, C. A.: The leucocytic count in acute Appendicitis. J. of Kansas Med. Soc. Okt. 1928.

Ich habe früher dieses Leiden auf 10% aller Fehldiagnosen geschätzt. Das traf auch sicher zu, solange man in der Indikation noch strenger war. Beachten wir, daß unter den 465 sog. akuten Fällen nur 271 sind, in denen wirklich das histologische Bild einer voll entwickelten histologischen Appendicitis gefunden wurde, welche allein man früher als sichere Appendicitis angesehen hätte, so ergibt sich für die Fälle von Appendicopathia oxyurica genau der Prozentsatz von 10. In 4 dieser Fälle von Oxyurengehalt der Appendix fand sich allerdings eine ganz flüchtige Appendicitis (s. oben), so daß bei Abrechnung derselben nur 8,5% Fehldiagnosen durch ein Oxyurenleiden bei der histologisch voll ausgebildeten Appendicitis festzustellen waren.

Dann folgen 5 Fälle von chronischer, d. h. in Schüben verlaufender Appendicitis, wo der Schub histologisch abgeklungen war, aber das Bild einer akuten Appendicitis klinisch noch vorgetäuscht wurde. Das sind nur 1% aller Fälle, also eine zu vernachlässigende Zahl. Noch seltener ist die Vortäuschung einer akuten Appendicitis durch eine phthisische Infektion der Appendix. Sie kommt in unserem Material von akuter Appendicitis nur in 0,2% aller Fälle vor.

Dann aber bleibt noch die stattliche Zahl von 84 Fällen, in welchen trotz eifrigsten Suchens, trotz Anwendung der Oxydasereaktion überhaupt nichts Krankhaftes gefunden wurde. In 18% der Fälle war also eine Fehldiagnose einer Appendicitis gestellt worden, während es sich in Wirklichkeit um einen gesunden, jedenfalls nicht akut entzündeten Wurmfortsatz handelte. Wie ist das möglich? Anfangs habe ich geglaubt, daß es sich in solchen Fällen nur oder doch vorwiegend um Patienten weiblichen Geschlechtes handele, bei welchen irrtümliche Diagnosen auf Appendicitis unterlaufen können, während Adnexerkrankungen oder sonstige genitale Beschwerden noch physiologischer Natur vorliegen. Indessen ergab die genaue Zusammenstellung, daß unter den 84 Fällen nur 52 weibliche Patienten waren. Für die restlichen, auf das männliche Geschlecht entfallenden 32 Fälle mußte eine andere Erklärung als bei den Frauen gesucht werden. Sieht man die Fälle durch, so fällt sofort auf, daß es sich mit wenigen Ausnahmen (5 Fälle) um ganz jugendliche Menschen handelt. Das Durchschnittsalter dieser, ohne diese 5 Fälle, betrug 16 Jahre, einschließlich derselben 19,4 Jahre. In einem einzigen Falle ist eine Temperatur von 38 Grad vermerkt, sonst nirgends Fieber. Das einzige Symptom ist Erbrechen, gelegentlich auch Druckschmerz. Man darf wohl so gut wie sicher annehmen, daß hier keine Appendicitis vorgelegen hat, sondern irgend etwas anderes (Verstopfung, Enterospasmen, beginnende Pneumonie, Kolitis, Angina, Grippe, bei den Fällen im höheren Alter auch Cholecystitis, Nierenkolik, Pyelonephritis usw. (Liek[1], Clair-

[1] Liek, E.: Über Pseudoappendicitis, insbesondere über das Bild des nervösen Darmspasmus. Mitt. Grenzgeb. Med. u. Chir. **32** (1920).

MONT[1], v. REDWITZ[2], KUTTNER[3]). Auch Typhus kann als Appendicitis imponieren und zur Operation Veranlassung geben, wie ich zweimal erlebte (s. auch LIEK) (die Fälle sind in der Statistik nicht enthalten). Was sonst in meinen Fällen im einzelnen vorgelegen hat, vermag ich deswegen nicht zu sagen, weil ich über den weiteren Verlauf derselben nicht unterrichtet bin. Nur das eine kann ich betonen, daß für eine funktionelle Schwäche im Sinne einer Appendostase (FRAENKEL) keine morphologischen Grundlagen zu finden waren. Damit soll nicht gesagt sein, daß nicht doch funktionelle Störungen am Wurmfortsatz bestanden. Nur muß der Anatom hier sehr zurückhaltend sein. Insbesondere kann er nichts darüber aussagen, ob wirklich eine Appendostase aus rein funktionellen Gründen vorgelegen hat. Das wäre ja nur mit Hilfe des Röntgenbildes zu entscheiden. Die Kotfüllung war in diesen Fällen zu wechselnd, um daraus irgendwelche Schlüsse zu ziehen.

In den von mir festgestellten Fällen von intakter Appendix bei dem klinischen Nachweis von appendicitischen Symptomen handelt es sich also um das, was man auch Pseudoappendicitis genannt hat. Wenn LIEK diesen Namen preisgeben will und ihn für unangebracht hält, so kann ich ihm darin nicht folgen. Sobald man *weiß,* was diesen Fällen zugrunde gelegen hat, wird man natürlich den richtigen Namen anwenden.

Daß der Chirurg bei einem Jugendlichen leichter die Appendektomie ausführt, zumal wenn es sich anscheinend um einen ersten Anfall handelt, ist zu verstehen. Damit soll nicht gesagt sein, daß die akute Appendicitis in so jungen Jahren nicht häufig genug vorkommt. Wir wollen nur betonen, daß die Fehldiagnose „akute Appendicitis" hauptsächlich bei Jugendlichen gestellt wird, und sich nicht etwa auf die Fälle einer sog. chronischen oder larvierten Appendicitis beschränkt.

Wie steht es nun mit der *Appendicitis chronica?* Ich verzichte hier darauf, in eine genaue Erörterung dieses Begriffes einzutreten. Letzthin ist das noch von klinischer Seite aus durch J. BOAS[4], KUTTNER[5], SCHNITZLER[6], FONIO[7] und zahlreiche andere Kliniker geschehen. Während man früher unter diesem Begriff eine ganz schleichende, ohne akute Reizerscheinungen verlaufende Erkrankung verstand, die den Boden für den akuten Anfall erst vorbereitete, ist man heute allgemein der Ansicht, daß es sich bei der sog. chronischen Wurmfortsatzentzündung um die Folgen einmaliger oder immer wiederholter, bald

[1] CLAIRMONT, P.: Kann der Standpunkt des einweisendes Arztes bei der Operation berücksichtigt werden? Arch. klin. Chir. **148** (1927).

[2] v. REDWITZ: Die Chirurgie der Grippe. Erg. Chir. **14** (1921).

[3] KUTTNER, L.: Zur Diagnose und Therapie der chronischen Appendicitis. Med. Klin. **1924,** Nr 16.

[4] BOAS, J.: l. c.

[5] KUTTNER, L.: l. c.

[6] SCHNITZLER, J.: Über sog. chronischen Appendicitis. Aus d. Fortbildungskurs d. Wien. med. Fakultät. **1925,** H. 33.

[7] FONIO: Röntgenbehandlung bei der chronischen Appendicitis. Schweiz. med. Wschr. **1927,** Nr 50.

schwächerer (chronische anfallsfreie Appendicitis, Appendicitis larvata, latente Appendicitis, ambulante Appendicitis), bald stärkerer akuter Reizungen (chronische rezidivierende Appendicitis [LIEK], Residualappendicitis [J. BOAS]) handelt. Insofern treffen sich die früheren Gegner (OBERNDORFER-ASCHOFF[1]) auf einer gemeinsamen Linie. Ich stimme den Ausführungen von J. BOAS über die Begriffsbestimmungen der chronischen Appendicitis, wie er sie auf der Wiener Tagung der Gesellschaft für Verdauungs- und Stoffwechselkrankheiten gegeben hat, vollständig zu.

In meinem Material handelt es sich hier um insgesamt 347 Fälle. Davon wurden nach dem histologischen Bilde als völlig abgelaufen anerkannt nur 32, d. h. 9%, anscheinend eine sehr geringe Zahl[2]. Dieselbe erklärt sich dadurch, daß in einer größeren Zahl von ebenfalls sicher chronisch-appendicitischen Fällen, nämlich in 141, Zeichen einer ganz frischen, freilich sehr flüchtigen, entweder rezidivierenden oder nach dem histologischen Bilde erstmaligen Appendicitis gefunden wurden. Man sieht daraus wieder, wie ungemein häufig leichte appendicitische Anfälle ganz symptomlos verlaufen. Der Chirurg glaubt, im Intervall, d. h. im kalten Zustand, zu operieren und trifft doch genau den Augenblick, in welchem eine Reizung über den Wurmfortsatz hinwegzieht. Insgesamt handelte sich es um 173 Fälle von chronischer Appendicitis mit und ohne frischeren Reizzustand, d. h. um 21%. Diese Zahl bleibt gegenüber derjenigen von 75% richtig diagnostizierter Fälle akuter Appendicitis sehr weit zurück. Das erklärt sich zunächst daraus, daß die Zahl der Oxyureninfektionen, welche eine Appendicitis, besonders chronischer Natur vortäuschen, hier natürlicherweise erheblich größer ist. Sie beträgt 52 Fälle, also 14,6%. Auffallend war hier die Bevorzugung des weiblichen Geschlechtes, nämlich 44 Frauen zu 8 Männern. Bei den Fällen akuter Appendicitis war das Verhältnis nur 18 Frauen zu 9 Männern. Immerhin auch hier eine, freilich schwächere Betonung des weiblichen Geschlechts. Man muß daran denken, daß die verschiedenen physiologisohen und pathologischen Vorgänge am Genitalsystem ein gleichzeitiges stärkeres Hervortreten der Symptome des Wurmleidens begünstigen und so einen akuten Anfall oder ein chronisches Appendixleiden vortäuschen. Jedenfalls ist die Tatsache des starken Überwiegens des weiblichen Geschlechtes bei der Oxyureninfektion, welche so häufig zu der täuschenden Diagnose der akuten und chronischen Appendicitis führt, bemerkenswert.

Sehr selten wurde eine chronische Appendicitis durch Tuberkulose (1 Fall) oder ein Carcinoid (1 Fall) vorgetäuscht.

In $^1/_3$ aller Fälle, d. h. in 120 = 34,7%, wurde bei der histologischen Untersuchung so gut wie nichts gefunden. Der Prozentsatz der Fehl-

[1] OBERNDORFER, S.: Altes und Neueres über Appendix, Appendicitis und Appendixcarcinoide. Münch. med. Wschr. **1928**, 1329.

[2] Wieweit bei solchen völlig abgelaufenen Fällen etwaige Narbenneurome im Sinne MASSONS für die klinischen Symptome verantwortlich zu machen sind, habe ich nicht systematisch geprüft. In Zukunft soll auch auf diesen Punkt geachtet werden.

diagnosen stieg hier also auf fast das Doppelte der Zahl der Fehldiagnosen bei der akuten Appendicitis, was ebenfalls leicht zu verstehen ist. Einmal mögen mikroskopisch nicht erkennbare oder übersehene Narbenzustände bzw. Verwachsungen von alten Anfällen her nachgewirkt haben. Aber selbst bei Abzug von 5—10% solcher *histologischen* Fehldiagnosen von dem Gesamtprozentsatz der klinischen Fehldiagnosen bleibt die Ziffer derselben noch groß genug. Ich werde im folgenden für meine Berechnungen die *nicht* reduzierte Zahl der klinischen Fehldiagnosen von 120 Fällen zugrunde legen. Mag diese Zahl auch etwas zu hoch gegriffen sein, so müssen doch für die Häufigkeit der Fehldiagnose besondere Momente herangezogen werden. Das durchschnittliche Alter der Fälle, bei denen fälschlicherweise eine chronische Appendicitis diagnostiziert worden ist, beträgt 26,6 Jahre. Es sind also die etwas älteren Patienten, bei denen irgendwelche chronischen Reizzustände der Bauchorgane, besonders der Beckenorgane zur Täuschung Veranlassung geben (s. oben). Bei beiden Geschlechtern spielt zweifellos die chronische Cholecystitis eine Rolle. Auch Erosionen und Ulcusbildungen, besonders des Duodenalabschnittes, mögen beteiligt sein. Bei der Frau sind es die Fälle von Retroflexio uteri, die oft bewußt zu einer Entfernung der Appendix auch ohne ganz sichere Diagnose der chronischen Appendicitis, welche mehr gewohnheitsmäßig gestellt wird, führen. Unser Material zeigt unter den fälschlich diagnostizierten Fällen von chronischer Appendicitis, bei welchen anscheinend gesunde Wurmfortsätze gefunden wurden, 95 Frauen auf 26 Männer. Die Zahl der Männer betrug also nur 27% von der der Frauen. Gegenüber den 57% männlicher Fehldiagnosen bei der akuten Appendicitis bedeuten die 27% männlicher Fehldiagnosen bei der chronischen Appendicitis eine weitere Verschiebung der Zahl zugunsten des Mannes. Das ist bei der großen Rolle, welche die Beckenorgane bei der Frau spielen, leicht verständlich. Die angeführten Zahlen unterstützen die klinische Erfahrung, daß bei einer nicht kleinen Zahl von Patienten mit sog. chronischer Appendicitis trotz der Entfernung des Wurmfortsatzes keine endgültige Heilung erzielt wird (v. Haberer[1]). Freilich dürfen die von den Operationsnarben oder Operationsverwachsungen ausgehenden Schmerzen auch nicht unterschätzt werden.

Eine weitere Aufklärung vermögen vielleicht die Befunde bei den *gelegentlich anderer Unterleibsoperationen mit entfernten* Wurmfortsätzen zu geben, denen wir uns jetzt zuwenden. Ihre Gesamtzahl beträgt 155. Man sollte hier ganz intakte Wurmfortsätze oder höchstens Folgen einer abgelaufenen Appendicitis, welche keine Beschwerden mehr gemacht hat, erwarten. Um so überraschender ist das Ergebnis der mikroskopischen Untersuchung. In nicht weniger als 16 Fällen wird eine richtige akute Appendicitis, in 33 Fällen eine flüchtige, ganz leichte Appendicitis gefunden, insgesamt also in 49 Fällen

[1] v. Haberer: Die chronische Appendicitis vom Standpunkte des Chirurgen. Verh. Ges. Verdgskrkh. Wien 1925.

ein akuter Reizzustand, d. h. in über 33% aller Fälle von gestohlenen Wurmfortsätzen. Es ist das ein neuer Beweis für die vielfach, auch von mir und meinen Mitarbeitern, betonte Tatsache, daß appendicitische Reizungen, besonders leichten Charakters, viel häufiger sind, als wir anzunehmen pflegen, und daß sie, was noch viel wichtiger ist, ganz unerkannt verlaufen können. Die Kliniker haben das letztere ja immer hervorgehoben, und die obigen Befunde verbreitern nur die Basis für ihre Behauptungen (PANKOW[1], LIEK, SCHNITZLER, V. HABERER). Das Krankheitsbild der Appendicitis larvata (s. STRASBURGER[2]) findet damit seine Erklärung. Damit soll das, was ich früher über die wesentliche Übereinstimmung des histologischen Bildes mit dem klinischen Symptomenkomplex sagte, nicht umgestoßen werden. Es ist nämlich sicher, daß bei diesen Fällen von zufällig entfernten Wurmfortsätzen sehr häufig dem Wurmfortsatz klinischerseits gar nicht die Aufmerksamkeit geschenkt worden ist, die er immer verdient. Wie man sich vor jeder eingreifenden Operation überzeugen soll, ob nicht zufällig eine Angina besteht, so sollte man sich vor denjenigen Operationen, welche erfahrungsgemäß zu einer Freilegung der Wurmfortsatzgegend führen, vergewissern, ob nicht eine Appendicitis besteht, und den Patienten auf die Möglichkeit hinweisen. Man kann sonst, wie die obigen Befunde zeigen, Überraschungen erleben. Jedenfalls muß man aus den histologischen Untersuchungsergebnissen die Folgerung ziehen, daß die Mitentfernung des Wurmfortsatzes in allen Fällen, wo sie aus operativen Gründen möglich und ungefährlich ist, dringend geboten ist. Denn man kann nie wissen, ob man nicht einen Wurmfortsatz mit beginnender Appendicitis zurückläßt. Ganz abgesehen davon, daß man den Träger auch in Zukunft der Gefahr einer akuten Appendicitis aussetzt.

Von den 49 Fällen akuter appendicitischer Reizung bei zufällig entfernten Wurmfortsätzen entfielen 36 auf das weibliche Geschlecht, nur 13 auf das männliche. Das liegt zweifellos daran, daß bei Frauen viel mehr Operationen ausgeführt werden, bei denen eine gleichzeitige Entfernung des Wurmfortsatzes ohne weiteres möglich ist als bei Männern.

Im übrigen zeigen die Fälle von zufällig entfernten Wurmfortsätzen nichts Besonderes. 17 mal, d. h. in 11% der Fälle fand sich eine Appendicopathia oxyurica, also etwa ebenso oft, wie unter den Fällen, die fälschlicherweise als akute Appendicitis diagnostiziert worden waren. Man sieht daraus wieder, wie falsch die Ansicht ist, daß die Appendicitis irgend etwas mit einer Oxyureninfektion zu tun hat. Sonst würde man die Oxyuren nicht so häufig in ganz unversehrten Wurmfortsätzen finden, während Wurmbefunde in entzündlich veränderten Wurmfortsätzen bekanntlich viel seltener sind (s. BRAUCH und die Zusammenstellung von E. CHRI-

[1] PANKOW, O.: Die Appendicitis beim Weibe und ihre Bedeutung für die Geschlechtsorgane. Beitr. Geburtsh. 13, 50 (1909).

[2] STRASBURGER, J.: Die einzelnen Erkrankungen des Darmes. Handbuch der inneren Krankheiten. Bd. 3. 1926.

STELLER und E. MAYER). In einem Falle wurde eine chronische Appendicitis, in einem anderen eine Tuberkulose, in einem dritten eine periappendicitische Entzündung gefunden. In 86 Fällen, d. h. in 55% konnte nichts Krankhaftes an dem zufällig entfernten Wurmfortsatz festgestellt werden.

Eine letzte Gruppe bilden die Fälle, in welchen die Kliniker die Diagnose „subakute Appendicitis" gestellt haben. Hier herrscht histologisch das Bild der Appendicitis fugax vor. Ein weiterer Beweis für meine Behauptung, daß in solchen Fällen, welche nicht durch Steinbildungen, Verwachsungen oder sonstwie kompliziert sind, das histologische Bild dem klinischen Bild in der Regel entspricht. Unter den 35 Fällen dieser Kategorie gehören 15, d. h. 43% der Form der flüchtigen Appendicitis an. In 8 Fällen, d. h. in 23% fand sich eine ausgesprochene akute Appendicitis. Insgesamt wurde also in 23 Fällen, d. h. also in 65% eine richtige Diagnose auf eine entzündliche Reizung der Appendix gestellt, das entspricht etwa dem Prozentsatz der richtigen Diagnosen bei den klinischen Fällen von akuter Appendicitis, nur daß im letzteren Falle die Bilder der ausgesprochenen Appendicitis, im ersteren Falle die Bilder der Appendicitis fugax in der Mehrzahl der Fälle gefunden wurden.

In 4 Fällen lag eine Oxyureninfektion ohne appendicitische Reizung vor. In 8 Fällen wurde überhaupt nichts gefunden. Jedenfalls ist der Prozentsatz der völlig negativen Fälle (23%) verhältnismäßig gering. Bei den klinischen Fällen von chronischer Appendicitis betrug der Prozentsatz von Fehldiagnosen 34,7%, bei den klinischen Fällen der akuten Appendicitis allerdings nur 17,6%. Der Fehlsatz bei der subakuten Appendicitis liegt also genau in der Mitte zwischen den beiden anderen Zahlen. Auch das spricht für die Zuverlässigkeit des tabellarischen Materials.

Nun brauche ich nur noch mit wenigen Worten die Restfälle zu behandeln. In 8 derselben wurde bei Gonorrhöe der Geschlechtswege auch der Wurmfortsatz entfernt und nach etwaiger Miterkrankung desselben gefragt. In einem dieser 8 Fälle fand sich eine akute Appendicitis, in einem anderen eine flüchtige Appendicitis. In einem eine chronische Appendicitis und in 4 Fällen nichts. Von gonorrhoischer Miterkrankung war nichts zu finden. Eine gleichzeitige selbständige Erkrankung des Wurmfortsatzes neben entzündlichen Erkrankungen der Adnexe kommt natürlich vor. Wie oft, ist schwer zu sagen. Ich sehe dabei von den von den Adnexen fortgeleiteten periappendicitischen Reizungen des Wurmfortsatzes ab. In einem Falle wurde eine Tuberkulose des Wurmfortsatzes klinisch diagnostiziert und auch histologisch bestätigt.

Es scheint mir geboten, die Ergebnisse noch einmal in tabellarischer Form zusammenzufassen, um sie mit einer ähnlichen Zusammenstellung zu vergleichen, welche von HELLY[1] gleichfalls auf Grund patho-

[1] HELLY, K.: Appendicitis und Gelegenheitsappendektomie. Münch. med. Wschr. **1926**.

logisch-anatomischer Untersuchungen aufgestellt worden ist. Um diesen Vergleich durchführen zu können, muß betont werden, daß ich diejenigen Fälle, bei denen Zeichen eines noch nachwirkenden chronischen Reizzustandes, oder einer früher überstandenen Appendicitis nicht mit Sicherheit festgestellt werden konnten, also auch alle zweifelhaften Fälle, in der Rubrik der negativen Befunde zusammengefaßt habe. HELLY hat intakte Wurmfortsätze mit den Fällen von ruhender Appendicitis zusammengefaßt, was im großen und ganzen meiner Rubrik negativer Befunde entsprechen würde. Da ergibt sich nun, daß HELLY, der keine gesonderte Berechnung für akute und chronische Appendicitisfälle angestellt hat, nur in $8^1/_4$% der Fälle keine Zeichen der Reizung gefunden hat, während ich sie bei den akuten Fällen in 18%, bei den chronischen Fällen sogar in 34,7% vermißte. Das kann natürlich in der Verschiedenheit der klinischen Indikationsstellung liegen. Wenn z. B. in Freiburg eine chirurgisch aktivere Therapie betrieben wird, so muß sich das auch in einem Anstieg der histologisch negativen Fälle äußern. Nehme ich für die 18% negativer Fälle bei akuter Appendicitis noch die 5,9% Oxyureninfektion hinzu, so komme ich auf 24% Fehldiagnosen, was etwa mit der Angabe erfahrener Kliniker übereinstimmt. Hat doch SONNENBURG die Fälle von Fehldiagnosen bei *Frauen* sogar auf 33% berechnet. Bei der chronischen Appendicitis steigt die Zahl der Fehldiagnosen in meinem Material, einschließlich der Oxyureninfektionen, auf etwa 50%. Das ist eine hohe Zahl, die aber nur anatomisch verwertet werden darf. Klinisch mögen darunter eine größere Zahl von Fällen stecken, wo doch der Wurmfortsatz, sei es durch leichte Verwachsungen und Lageverschiebungen, sei es durch Kotstauung chronischer Natur, sei es durch Wurminfektion, sei es durch histologisch nicht erkannte Narbenzustände, die Quelle der Schmerzen gewesen ist. In den Fällen von Wurminfektion würde man durch eine rechtzeitige Wurmkur die Schmerzen vertreiben können. Lasse ich aber die Wurminfektionen beiseite, weil sie im Leben allmählich schon selbst verschwinden, so bleiben doch noch genügend große Zahlen von Fehldiagnosen bei der akuten und chronischen Appendicitis übrig. Man kann auf Grund derselben wohl verstehen, daß die negativen Ergebnisse in bezug auf Beseitigung der Schmerzen, je nach der Aktivität des Chirurgen in ziemlich weiten Grenzen schwanken müssen. Ich verweise hier besonders auf die Zusammenstellung bei LIEK.

Viel auffallender und viel schwerer zu erklären sind die Unterschiede zwischen HELLY und mir in den Befunden bei den zufällig entfernten Wurmfortsätzen. Hier fand HELLY nur 36% sozusagen intakt oder in völliger Ruhe, ich aber 55%. Noch bemerkenswerter ist, daß HELLY nur in $1^3/_4$% *akute* Reizzustände fand, ich aber in 33%. Das mag seinen Grund in der statistischen Verteilung haben, als gewiß viele Fälle sog. ruhender Appendicitis von HELLY zu den akuten Reizzuständen zu rechnen sind, da ja die Wurmfortsätze von ihm nicht mit der Oxydasereaktion untersucht wurden, worüber wenigstens nichts angegeben ist. Dadurch würde der Prozentsatz bei HELLY sich gewiß erhöhen. Ob auch die Quelle des Materials eine Rolle spielt, vermag ich nicht zu sagen. Auch unter meinem Material von zufällig entfernten Wurmfortsätzen überwiegen bei weitem die gynäkologischen Fälle.

Auf Grund meiner histologischen Untersuchungen komme ich daher auch zu etwas abweichenden Schlußfolgerungen als HELLY. Wenn er ein gewisses Bedenken trägt, den Kliniker in seinem Verlangen, bei günstig gelegenem Operationsfeld den Wurmfortsatz mitzunehmen, zu unterstützen, so glaube ich, diese Bedenken auf Grund meiner Befunde fallen lassen zu dürfen. Nicht nur vom Standpunkt der Prophylaxe aus, in dem Sinne, daß zukünftige appendicitische Anfälle vermieden werden, sondern auch von dem Gesichtspunkt aus, daß der Wurmfortsatz nicht selten schon in einem Stadium der Reizung ist, die sich bei Zurücklassung desselben zu einem wirklichen Anfall steigern oder doch zu einer Infektion des Operationsfeldes Veranlassung geben könnte, sollte der Wurmfortsatz entfernt werden.

Die folgenden Zahlen geben eine Übersicht über meine Befunde, zum Vergleich mit den HELLYschen Befunden. Freilich ist dieser Vergleich nur teilweise durchführbar.

1. Akute Appendicitis	465	
Darunter	271	echte akute Appendicitis = 59%. Verhältnis von M. : W. = 100 : 100,
	77	flüchtige Appendicitis = 16%.
	348	akute Reizzustände = 75%,
	27	Appendicop. oxyur. = 5,9%, M. : W. = 50 : 100,
	5	Appendicitis chronica = 1%,
	1	Appendicitis phthisica = 0,2%,
	84	Fälle negativ = 18% M. : W. = 57 : 100.
2. Chronische Appendicitis	347	
Davon	32	wirkliche chronische Appendicitis = 9%,
	141	ausgesprochene oder flüchtige akute Appendicitis, mit etwaigen älteren Veränderungen = 40,6%,
	173	= 50%,
	52	Appendicop. oxyur. = 14,6%, M : W. = 18 : 100,
	1	Appendicitis phthisica,
	1	Appendixcarcinoid,
	120	negativ = 34,7%, M. : W. = 27 : 100.
3. Zufällig entfernte Appendices	145	
Davon	16	akute Appendicitis,
	33	flüchtige Appendicitis,
	49	= 33%, M. : W. = 36 : 100,
	17	Appendicop. oxyur. = 11%,
	1	Appendicitis phthisica,
	1	Appendicitis chronica, ausgesprochen,
	1	Periappendicitis,
	86	negativ = 55%, M. : W. = 14,5 : 100.

Damit bin ich am Schluß der klinischen Hinweise. Ich möchte sie kurz dahin zusammenfassen:

1. In Fällen einfacher Appendicitis (ohne vorausgegangene Steinbildung, ohne bestehende stärkere Verwachsungen) entspricht das histologische Bild in der Regel der auch klinisch festgestellten Phase der Erkrankung, so daß man die Periode des Primärinfektes (6.—12. Stunde), diejenige der unkomplizierten Appendicitis phlegmonosa ulcerosa (12. bis 24. Stunde), die der tiefer greifenden phlegmonös-ulcerösen Appendicitis (24.—48. Stunde) und die der ausgebildeten Komplikationen in Form von Perforation und Gangrän (48. Stunde und später) wohl voneinander trennen kann.

2. Eine wichtige Rolle im Krankheitsbild der Appendicitis spielt die in auffallender Häufigkeit gefundene flüchtige Form der appendicitischen Reizung (Appendicitis fugax). Entweder entspricht sie dem klinischen Bilde der subakuten Appendicitis, kann aber gelegentlich auch das Bild des ausgesprochenen Anfalls vortäuschen. Auch der sog. chronischen rezidivierenden Appendicitis gibt sie ein besonderes Gepräge. Besonders bemerkenswert ist, daß sie auch bei zufällig entfernten Wurmfortsätzen überraschend häufig gefunden wird. Auf Grund dieser Beobachtung ist die Fortnahme des Wurmfortsatzes bei operativ günstig liegenden Bauchoperationen anderer Art im Interesse des Patienten nicht nur gestattet, sondern geboten. Anscheinend ist das weibliche Geschlecht, vermutlich durch stärkere Inanspruchnahme der Beckenorgane bei den zyklischen Vorgängen im Genitalapparat, zum Auftreten flüchtiger Appendicitisformen mehr disponiert als das männliche.

3. Die Häufigkeit der klinischen Fehldiagnosen, sowohl bei der akuten Appendicitis (18%), wie bei der subakuten (23%) und endlich bei der chronischen (34,7%) bleibt nach wie vor beachtenswert. Bei den Fehldiagnosen der akuten Appendicitisfälle spielen das jugendliche Alter der Patienten, Wurminfektionen, Störungen seitens der weiblichen Geschlechtsorgane, akute Magen-Darmerkrankungen, in fieberhaften Fällen nicht selten Grippe oder auch Pneumonie eine Rolle. Bei den Fehldiagnosen der subakuten und chronischen Appendicitis tritt der Prozentsatz an Frauen gegenüber denjenigen an Männern immer stärker hervor. Es spricht das für die starke Beteiligung krankhafter Veränderungen der weiblichen Geschlechtsorgane an der Vortäuschung chronisch-appendicitischer Reizungen. Da es sich hier durchschnittlich um etwas ältere Patienten handelt, so kommen für beide Geschlechter auch chronische Erkrankungen an ferner liegenden Organen, besonders der Gallenblase, in Betracht.

Sachverzeichnis.

Pathologische Anatomie und Histologie des Verdauungsschlauchs. („Handbuch der speziellen pathologischen Anatomie und Histologie", Band IV.)

Erster Teil: **Rachen und Tonsillen, Speiseröhre, Magen und Darm, Bauchfell.** Mit 377 zum großen Teil farbigen Abbildungen. XIV, 1127 Seiten. 1926. RM 156.—; gebunden RM 159.—

Inhaltsübersicht: A. Rachen und Tonsillen. Von Professor Dr. A. Dietrich-Köln. — B. Speiseröhre. Von Professor Dr. W. Fischer-Rostock. — C. Magen und Darm. 1. Mißbildungen. Von Obermedizinalrat Professor Dr. W Koch-Berlin. 2. Die Magenverätzungen. Von Professor Dr. H. Merkel-München. 3. Die Kreislaufstörungen des Magen-Darmkanals. Von Professor Dr. W. Fischer-Rostock. 4. Die peptischen Schädigungen des Magens, des Duodenums und der Speiseröhre und das peptische postoperative Jejunalgeschwür. Von Geh. Hofrat Professor Dr G. Hauser-Erlangen. 5. Geschwülste des Magens und Duodenums. Von Professor Dr. R. Borrmann-Bremen. 6. Bauchfell. Von Professor Dr. E. v. Gierke-Karlsruhe.

Zweiter Teil: Mit 682 Abbildungen. X, 1226 S. 1928. RM 194.—; gebunden RM 198.—

Inhaltsübersicht: D. Mundhöhle. Von Professor Dr. C. Kaiserling-Königsberg. Die Pathologie der Zähne. Von Professor Dr. O. Römer-Leipzig. — E. Darm. 1. Der Typhus abdominalis. Von Privatdozent Dr. E. Christeller-Berlin. 2 Der Paratyphus. Von Professor Dr. L. Pick-Berlin. 3. Die Entzündung des Magens. Von Professor Dr. G. E. Konjetzny-Kiel. — Namen- und Sachverzeichnis von Teil I und II.

Dritter Teil: Mit 488 zum großen Teil farbigen Abbildungen. XI, 1076 Seiten. 1929. RM 194.—, gebunden RM 198.—

Inhaltsübersicht: 1. Atrophie und sogenannte Degenerationen des Magens und Darmes. Von Geh. Medizinalrat Professor Dr. O. Lubarsch-Berlin und Dr. H. Borchardt-Berlin. 2. Die erworbenen Lage- und Gestaltsabweichungen des Darmrohres. Von Professor Dr. H. Siegmund-Köln. 3. Einfache Entzündungen des Darmrohres. Von Professor Dr. H. Siegmund-Köln. 4. Spezifische Entzündungen des Darmrohres. Von Professor Dr. H. Siegmund-Köln. 5. Ruhr und asiatische Cholera. Von Professor Dr. W. Fischer-Rostock. 6. **Wurmfortsatzentzündung (Appendizitis).** Von Professor Dr. E. Christeller†-Berlin und Dr. E. Mayer-Berlin. 7. Zusammenhangstrennungen und Fremdkörper des Magens und Darmes. Von Dr. E. Petri-Berlin. 8. Die tierischen Parasiten des Darmes. Von Professor Dr. W. Fischer-Rostock. 9. Die Geschwülste des Darmes. Von Professor Dr. S. Oberndorfer-München. Namen- und Sachverzeichnis. *Literaturverzeichnis in allen 3 Teilen am Schluß jedes Beitrages. Jeder Band des Handbuches ist einzeln käuflich, jedoch verpflichtet die Abnahme eines Teiles eines Bandes zum Kauf des ganzen Bandes.*

Mikroskopische Anatomie des Verdauungsapparates. („Handbuch der mikroskopischen Anatomie des Menschen", Band V.)

Erster Teil: **Mundhöhle, Speicheldrüsen, Tonsillen, Rachen, Speiseröhre, Serosa.** Mit 276 zum Teil farbigen Abbildungen. VII, 374 Seiten. 1927. RM 72.—; gebunden RM 78.—

Inhaltsübersicht: Die Mundhöhle. Von Professor Dr. S. Schumacher-Innsbruck. — Die Zunge. Von Professor Dr. S. Schumacher-Innsbruck. — Die Speicheldrüsen der Mundhöhle und die Bauchspeicheldrüse. Von Professor Dr. K. W. Zimmermann-Bern. — Der lymphatische Rachenring. Von Professor Dr. T. Hellman-Lund. — Der Schlundkopf. Von Professor Dr. S. Schumacher-Innsbruck. — Die Speiseröhre. Von Professor Dr. S. Schumacher-Innsbruck. — Peritoneum einschließlich Netz. Von Professor Dr. E. Seifert-Würzburg. — Namen- und Sachverzeichnis.

Zweiter Teil: In Vorbereitung.

Inhaltsübersicht: Die Zähne. Von Dozent Dr. J. Lehner-Wien. — Der Magen. Von Dozent Dr. J. Lehner-Wien. — Darm. Von Dozent Dr. V. Patzelt-Wien. — Leber. Von Professor Dr. W. Pfuhl-Greifswald. *Jeder Band ist einzeln käuflich, jedoch verpflichtet die Abnahme eines Teiles eines Bandes zum Kauf des ganzen Bandes.*

Normale und pathologische Physiologie der Verdauung und des Verdauungsapparates. Bearbeitet von B. P. Babkin, G. v. Bergmann, M. Bergmann, H. Bluntschli, A. Eckstein, L. Elek, H. Eppinger, R. Feulgen, H. Full, O. Goetze, F. Groebbels, N. Guleke, G. Chr. Hirsch, H. Hummel, H. J. Jordan, H. Kalk, G. Katsch, Ph. Klee, M. Kochmann, E. Magnus-Alsleben, J. Marek, E. Nirenstein, J. Palugyay, H. Rietschel, E. Rominger, P. Rona, R. Rosemann, F. Rosenthal, A. Scheunert, M. Schieblich, E. Schmitz, K. Suessenguth, P. Trendelenburg, H. H. Weber, K. Westphal, R. Winkler. („Handbuch der normalen und pathologischen Physiologie", Band III.) Mit 292 Abbildungen. XIII, 1489 Seiten. 1927. RM 120.—; gebunden RM 127.50

Grundriß der klinischen Stuhluntersuchung. Zusammenfassende Darstellung der wichtigsten makroskopischen, mikroskopischen und chemischen Untersuchungsmethoden und ihrer diagnostischen Bedeutung. Von **Alfred Luger,** Privatdozent für Innere Medizin, ord. Assistent der II. Medizinischen Universitätsklinik in Wien (Vorstand Professor N. Ortner.) Unter Mitarbeit von N. Kovács, Assistent am Serotherapeutischen Institut in Wien (Vorstand Professor R. Kraus), E. Lauda, Assistent der II. Medizinischen Universitätsklinik in Wien (Vorstand Professor N. Ortner), E. Preissecker, Assistent der II. Universitätsfrauenklinik (Vorstand Professor F. Kermauner). Mit 41 Abbildungen im Text und 144 teils farbigen Abbildungen auf 24 Tafeln. X, 341 Seiten. 1928. RM 36.—; gebunden RM 39.—

Erkrankungen der Verdauungsorgane. („Handbuch der inneren Medizin". Zweite Auflage, herausgegeben von G. v. Bergmann-Berlin u. R. Staehelin-Basel, Band III.) In zwei Teilen.

Erster Teil: Mit 471 zum Teil farbigen Abbildungen. XII, 1052 Seiten. 1926. Gebunden RM 75.—

Inhaltsübersicht: Die Krankheiten der Speicheldrüsen Von Professor Dr. A. Gigon-Basel. — Erkrankungen des Oesophagus. Von Privatdozent Dr. M. Lüdin-Basel. — Die Erkrankungen des Magens. Von Professor Dr. G. v. Bergmann-Frankfurt a. M. und Professor Dr. G. Katsch-Frankfurt a. M. (Mit einem Beitrag von Privatdozent Dr. H. H. Berg-Frankfurt a. M.) — Namen- und Sachverzeichnis.

Zweiter Teil. Mit 119 zum Teil farbigen Abbildungen. X, 724 Seiten. 1926. Gebunden RM 48.—

Inhaltsübersicht: Erkrankungen der Leber, der Gallenwege und des Pankreas. Von Professor Dr. F. Umber-Berlin. — Die Erkrankungen des Darmes. A. Allgemeine Diagnostik und Therapie. Von Professor Dr. F. Seiler-Bern. — B. Die einzelnen Erkrankungen des Darmes. Von Professor Dr. J. Strasburger-Frankfurt a. M. — C. Die tierischen Darmschmarotzer des Menschen mit Ausschluß der Protozoen. I. Zoologischer Teil. Von Professor Dr. F. Zschokke-Basel. II. Klinischer Teil. Von Professor Dr. J. Strasburger-Frankfurt a. M. — Erkrankungen des Peritoneum. Von Professor Dr. J. Strasburger-Frankfurt a. M. — Namen- und Sachverzeichnis.

Jeder Band ist einzeln käuflich, jedoch verpflichtet die Abnahme eines Teiles eines Bandes zum Kauf des ganzen Bandes.

Ⓑ **Adolf Schmidt's Klinik der Darmkrankheiten.** Zweite Auflage. Neubearbeitet und herausgegeben von Geh. Med.-Rat Professor Dr. **C. von Noorden,** Frankfurt a. M., unter Mitarbeit von Dr. **Horst Strassner,** Kiel. Mit zahlreichen meist farbigen Abbildungen. XXV, 915 Seiten. 1921. RM 45.—; gebunden RM 48.—

Darmkrankheiten. Von Privatdozent Dr. **Walter Zweig,** Wien. (Bildet Band 12 der „Bücher der ärztlichen Praxis".) V, 157 Seiten. 1929. RM 4.60

Die Krankheiten des Magens und Darmes. Von Dr. **Knud Faber,** ord. Professor an der Universität Kopenhagen. Aus dem Dänischen übersetzt von Professor Dr. H. Scholz, Königsberg i. Pr. (Bildet Band 10 der Sammlung „Fachbücher für Ärzte", herausgegeben von der Schriftleitung der „Klinischen Wochenschrift".) Mit 70 Abbildungen. V, 284 Seiten. 1924. Gebunden RM 15.—

Die Bezieher der „Klinischen Wochenschrift" erhalten die „Fachbücher" mit einem Nachlaß von 10%.

Magenkrankheiten. Von Professor Dr. **Heinrich Schur,** Wien. (Bildet Band 20 der „Bücher der ärztlichen Praxis".) Mit 8 Textabbildungen. VII, 215 Seiten. 1929. RM 6.60

Die entzündliche Grundlage der typischen Geschwürsbildung im Magen und Duodenum. Von Professor Dr. **G. E. Konjetzny.** (Buchausgabe des gleichnamigen Beitrages in „Ergebnisse der inneren Medizin und Kinderheilkunde", Band 37.) Mit 72 zum Teil farbigen Abbildungen. II, 155 Seiten. 1930. RM 18.—

Ⓑ **Über die natürlichen Heilungsvorgänge bei der Lungenphthise.** Von **L. Aschoff** in Freiburg. (Sonderabdruck aus den „Verhandlungen des 33. Deutschen Kongresses für innere Medizin", Wiesbaden 1921.) Zweite, verbesserte Auflage. Mit 1 Abbildung im Text. 43 Seiten. 1922. RM 1.50

Ⓑ **Kurze Übersichtstabelle zur Geschichte der Medizin.** Von **L. Aschoff** und **P. Diepgen** in Freiburg. Zweite, vermehrte Auflage. 38 Seiten. 1920. RM 1.90

Die mit Ⓑ bezeichneten Werke sind im Verlage von J. F. Bergmann / München erschienen.